图说常见疾病自我诊查与疗养系列丛书

泌尿系统健康

自查·自防·自养

主　编　王建伯

编　者(按姓氏笔画排序)：

刁银霞　于洪圆　王　林　王　茜

王建伯　白雅君　李诗宇　张　欢

徐艺鸣　徐宝鑫　章晓艳

中国协和医科大学出版社

图书在版编目（CIP）数据

泌尿系统健康：自查·自防·自养／王建伯主编. —北京：中国协和医科大学
出版社，2015.5

（图说常见疾病自我诊查与疗养系列丛书）

ISBN 978-7-5679-0055-4

Ⅰ．①泌…　Ⅱ．①王…　Ⅲ．①泌尿系统疾病-防治　Ⅳ．①R69

中国版本图书馆 CIP 数据核字（2014）第 055215 号

图说常见疾病自我诊查与疗养系列丛书

泌尿系统健康：自查·自防·自养

主　　编：王建伯
责任编辑：吴桂梅

出版发行：中国协和医科大学出版社
　　　　　（北京东单三条九号　邮编100730　电话65260378）
网　　址：www. pumcp. com
经　　销：新华书店总店北京发行所
印　　刷：北京佳艺恒彩印刷有限公司

开　　本：787×1092　1/16 开
印　　张：13.25
字　　数：180 千字
版　　次：2015 年 6 月第 1 版　　2015 年 6 月第 1 次印刷
印　　数：1—4000
定　　价：25.00 元

ISBN 978-7-5679-0055-4

前　言

　　泌尿系统疾病主要是泌尿系统各器官（肾脏、输尿管、膀胱、尿道）的疾病，通常会波及整个系统。泌尿系统的疾病既可由身体其他系统病变引起，又可影响其他系统甚至全身。泌尿系统的主要功能为排泄。因此，当该系统出现疾病，就会影响人体的排泄功能，积存代谢毒素，产生严重后果。

　　我们对于疾病的认识往往停留在得了病该如何治疗上，其实很多时候，我们应该主动"出击"预防某种疾病，不给它侵害我们身体的机会。这就需要"知己知彼"才能"百战不殆"。所以，对于泌尿系统疾病来说，应该先了解泌尿系统器官的特点、疾病的成因，这样才能清晰地认识疾病的症状，或者对疾病进行预防。如果已经患上某种疾病该怎么办？毋庸置疑，遵医嘱进行治疗是必不可少的，但我们自己在日常生活中对于疾病也不是束手无策的。我们可以从饮食和日常生活中的细节上最大程度地减轻疾病的伤害，保护自己。

　　希望本书能在介绍知识的同时，也能为您的健康保驾护航！

王建伯

2015 年 3 月

目 录

引 子

泌尿系统主管机体尿液的生成和排泄。它由肾、输尿管、膀胱及尿道组成。其中，肾是泌尿器官，其余为贮尿和排尿器官。

泌尿系统的主要功能就是排出机体内溶于水的代谢废物。这些废物包括营养物质的代谢产物，细胞衰老被破坏降解形成的产物，以及一些随食物摄入的多余物质，比如多余的水和无机盐类。

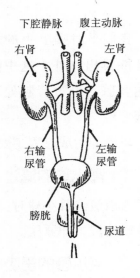

★ 泌尿系统在人体中的位置

肾要借助多种组织来维持其正常位置，肾被膜、肾血管、腹膜等，都对肾起着固定作用。其中最重要的是肾被膜。当固定位置发生变化时，肾可向

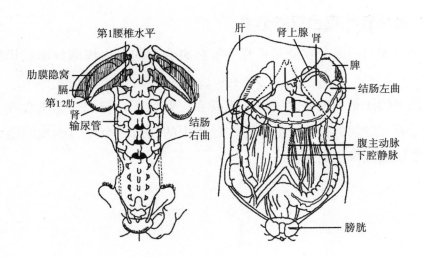

下移位形成肾下垂或游走肾。

★ 泌尿系统的重要功能就是产生尿液

我们平时喝下去的水、饮料，还有汤等液体，要经过复杂的生理过程才能排出体外。这中间要通过胃肠道的吸收进入血液，经过血液循环，到达肾脏，经过肾脏处理后才能最终排出体外。因此，尿的直接来源是血液。

尿液的生成过程主要由以下三个环节构成：

肾小球的滤过

血液流经肾小球时，血浆中的水分和其他物质从肾小球滤过，从而形成肾小球滤液，即原尿。

肾小管的重吸收

原尿经过肾小管，99%的水分被重吸收；葡萄糖和蛋白质等营养物质也全部被重吸收到血液内。钠离子、氯离子、水和尿素，虽然在肾小管各段均能被重吸收，但主要还是在近曲小管被重吸收。

肾小管和集合管的分泌

尿中有相当一部分物质是从肾小管和集合管的上皮细胞分泌或排泄到管腔中的。

人排出的尿量和成分之所以能维持在正常状态，与滤过、重吸收、分泌这三个过程有密切的关系。如果这些过程中的任何一个环节出现问题，都会直接改变尿量或尿中的成分。

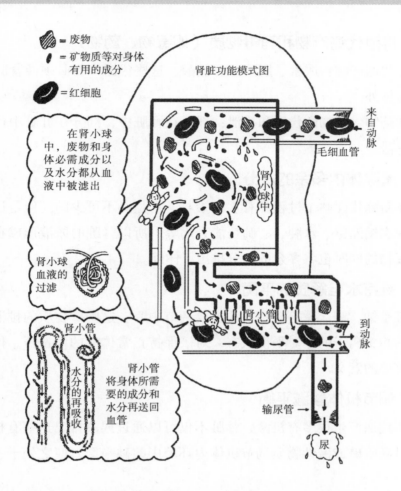

＝废物

＝矿物质等对身体有用的成分

＝红细胞

肾脏功能模式图

来自动脉

毛细血管

在肾小球中，废物和身体必需成分以及水分都从血液中被滤出

肾小球中

肾小球血液的过滤

肾小管

水分的再吸收

肾小管

肾小管将身体所需要的成分和水分再送回血管

到动脉

输尿管 →

尿

★ 泌尿系统的重要功能部分——肾脏的作用

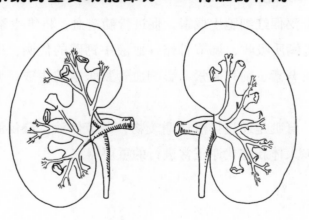

排泄代谢产物和有毒物质（如毒物、药物）

新陈代谢产物：尿素、肌酐、有机酸，这些代谢产物必须经肾脏尿液的形成排出体外。

化学药物、毒物的代谢和排泄：部分在肾脏中，部分在肝脏中代谢的也由肾脏排泄。

清除体内多余的水分

人体新陈代谢整个过程都有水的参与，水是必不可少的。但是过多的水又会导致水钠潴留、水肿、心肺功能衰竭等，所以肾脏的尿液形成在排泄体内代谢废物的同时也将多余的水分排出了体外。

维持水电解质的平衡

肾脏是钠、钾、磷等矿物质的主要调节中心。这些矿物质的排泄直接影响人体内相关离子的相对平衡状态，对于保持正常体液的渗透压、体液量等都有着重要的意义。

调节机体酸碱平衡

机体代谢产生很多有机酸，肾脏不仅可以通过尿液排出这些有机酸，还可以通过吸收碱或碱性物质调节机体内环境中酸碱平衡，使之处于一种稳定状态。

内分泌功能

肾脏可以分泌促红细胞生成素，促进骨髓造血，将维生素 D 转化为活性维生素 D，促进钙质吸收，调节骨骼、血液中钙磷的代谢，维持骨骼正常结构和功能，分泌肾素、前列腺素，影响血管紧张素的生成，调节血压和水电解质代谢。

由上可知，肾脏是通过排泄代谢废物，调节体液，分泌激素，以维持机体内稳态，保障人体新陈代谢正常进行的重要器官。

急性肾小球肾炎

肾小球肾炎又称肾炎，有急性和慢性之分，是以肾小球损害为主的变态反应性炎症，是一种较为常见的肾病。

★ 肾小球的结构

肾单位

肾脏的基本结构与功能单位称为肾单位。肾单位包括相连的肾小体和肾小管，肾小体又包括肾小球和肾小囊。

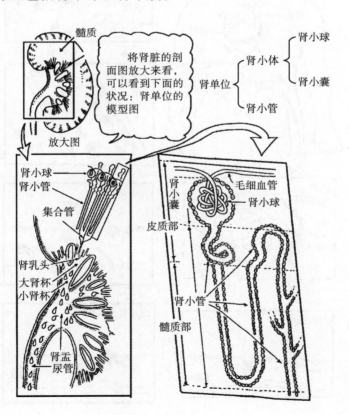

★ 生活中常见的肾炎通常都是肾小·球炎症所致。了解了肾小·球的结构与功能之后，我们来看看肾炎是如何发生的

肾小球是一团毛细血管网丛，属于有孔型的毛细血管，又称血管球。肾小球分成4~8个毛细血管小叶，与输入及输出小动脉相连于血管端。在毛细血管小叶与毛细血管之间，存在着球内血管系膜区，在血管端附近，此区更

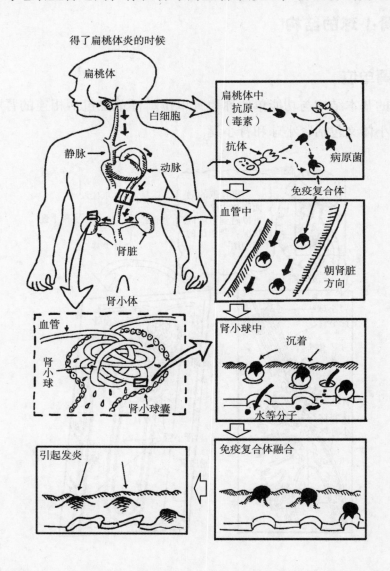

得了扁桃体炎的时候

扁桃体

白细胞

静脉

动脉

肾脏

肾小体

血管

肾小球

肾小球囊

引起发炎

扁桃体中
抗原
（毒素）

抗体

病原菌

免疫复合体

血管中

朝肾脏
方向

肾小球中

沉着

水等分子

免疫复合体融合

为明显。肾小球毛细血管壁仅有一层内皮细胞，它就像一个筛子，按分子大小进行一定选择性滤过，当血液流经肾小球毛细血管时，血浆中的成分便可有选择性地滤过，形成原尿。毛细血管周围有一层薄而连续不断的基膜。基膜可分为3层，即致密层、内疏松层和外疏松层。基膜对肾小球的滤过作用有极为重要的意义。在正常情况下，它可限制大型血浆蛋白分子滤过。但在病理状态下，如慢性肾小球肾炎时，基膜有缺损，大分子物质便可漏出。在糖尿病、老年性高血压及动脉硬化患者中，基膜明显增厚，可引起肾小球滤过成分和数量的异常改变。

急性肾炎通常是在溶血性链球菌或其他致病菌导致的扁桃体炎后发生。一旦得了扁桃体炎等感染性疾病后，我们的免疫系统就会制造抗体来对付病原菌所产生的抗原（毒素）。抗原抗体结合后，产生免疫反应，这时所形成的物质就叫做免疫复合体。免疫复合体通过血液在体内循环。肾脏不能在滤出血液时将其滤出，因此它会沉积在肾小球中。免疫复合体与细胞膜融合，且白细胞也会渗出，最后这个部分就会发炎。

自查

急性起病，因感染后免疫反应引起的弥漫性肾小球炎性病变就是急性肾小球肾炎，也就是俗称的急性肾炎。它的病变类型是毛细血管内增生性肾小球肾炎。

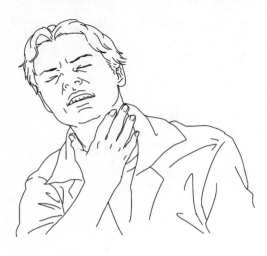

★ 急性肾小球肾炎都有哪些症状

前驱病

起病前1~3周有呼吸道或皮肤链球菌感染史，如咽炎、扁桃体炎、

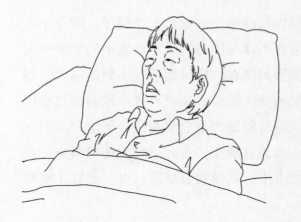

猩红热、化脓性皮肤病等。

💧 水肿

轻者表现为晨起眼睑水肿，或下肢轻度可凹性水肿，少数严重者延及全身。

💧 循环充血

表现为烦躁、气促、胸闷、腹痛、端坐呼吸、心率增快、奔马律、心脏扩大、肺底闻湿啰音、肝大等。

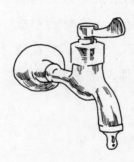

💧 少尿

在水肿同时尿量可明显减少。

💧 高血压脑病

血压急骤升高，烦躁、头痛、呕吐，若同时出现一过性失明、惊厥或昏迷三大症状之一，即可判断。

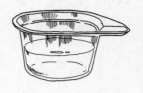
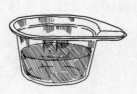

💧 高血压

急性肾炎的严重病例，通常有如下表现

💧 急性肾功能不全

💧 血尿

几乎每个患者都有血尿，其中 30%～50% 为肉眼血尿，呈洗肉水样、茶褐色或烟灰水样。

温馨提示：急进性肾小球肾炎

　　急进性肾小球肾炎是一组表现为血尿、蛋白尿及进行性肾功能减退的临床综合征，是肾小球肾炎中最严重的类型，也是肾脏科常见的急危重症。该病起病急骤，病情发展迅速，若未及时治疗，90%以上的患者于6个月内死亡或依赖透析生存。所以需要根据肾脏病理早期明确诊断，并针对不同的病因采取及时正确的治疗措施以改善患者的预后。

自防

★ 急性肾炎的病因

　　多由前驱病的感染所致，这就提示我们对于预防急性肾炎最重要也是最根本的措施应该是——防治链球菌感染。

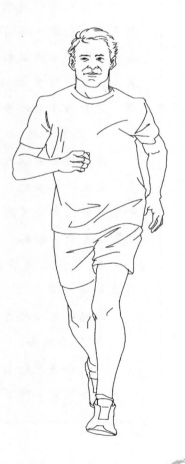

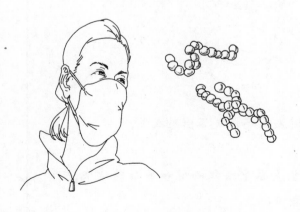

首先应该预防链球菌感染，这就需要我们做到

◆ 改善环境卫生和个人卫生习惯。

◆ 加强体育锻炼。

如果已经感染这种致肾炎的链球菌，比如上呼吸道感染（多为扁桃体炎）、猩红热、皮肤感染（多为脓疱疮），就需要

◆ 及时彻底治疗。

◆ 感染后 2~3 周应随访尿常规。

温馨提示：为什么应定期作尿液检查？

肾脏病的种类很多，有些可以表现出明显的水肿、肉眼血尿、高血压等症状，而有些则不会有任何明显症状，只有镜下血尿或蛋白尿。如果有明显的症状，自然会引起患者的注意，但当症状不明显时，就有可能延误病情，造成严重的后果。因此，对于不同人群，定期作尿液检查均具有重要的意义。

◆ 正常人群

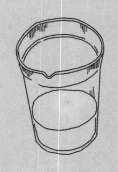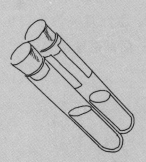

尿液检查可以通过检查有无蛋白、红细胞、白细胞等来及时判定是否患有肾炎或肾盂肾炎等疾病。

◆ 曾经患有肾病，已经康复的人群

定期作尿液检查，可以及时发现病情是否出现反复。

◆ 肾病患者

尿液检查更加重要。通过检查尿中的红细胞和蛋白的增减，可如实反映出肾小球的修复或破损情况。

◆ 糖尿病或高血压患者

定期进行尿液检查，可以及时发现病症是否已经发展到肾脏。

总之，定期作尿液检查，可以起到无病早预防、有病早医治的效果。

自养

急性肾小球肾炎属于良性自限性疾病，一般经数天到几周的正规治疗，绝大部分患者都能痊愈。

温馨提示：什么是自限性疾病？

自限性疾病，指在没有并发症的前提下，疾病发生发展到一定程度后能自动停止，并逐渐恢复痊愈，并不需特殊治疗，只需对症治疗或不治疗，靠自身免疫就可痊愈的疾病，比如感冒、病毒性感染、水痘、麻疹等。

急性肾炎的患者在积极配合治疗的同时，日常生活中应该注意些什么呢？

★ **饮食是生活的一部分，在治疗疾病的过程中发挥着重要作用。掌握好饮食，患者就可以尽早治疗疾病。**

饮食调养原则要根据患者肾功能状况和蛋白尿的程度来确定，也应注意患者的水肿和高血压情况。患者饮食调养要本着以下原则：

限制蛋白质的摄入量

急性肾炎发病 3~6 天，肾小球滤过率下降，会产生氮质血症，因此应限制蛋白质饮食。在限制的前提下应设法选食优质蛋白质食物，如牛奶、鸡蛋、瘦肉、鱼等。要尽量降低蛋白质摄入量，每日蛋白质摄入量应在 40~60 克，每千克体重 0.5 克以下。当病情好转，尿量增多至每日大于 1000 毫升时，可开始逐渐增加蛋白质摄入量，但每日不得超过每千克体重 0.8 克。待病情稳定 2~3 个月后，才可逐步恢复正常摄入量。

适当饮水

由于急性肾小球肾炎患者水肿情况比较严重，而且肾小球肾炎的滤过和重吸收功能受损，肾脏功能受抑制，因此，应该注意根据病情控制水的摄入量。

伴有水肿和高血压的患者应采用低盐和低钠饮食

低盐饮食一般为每日食盐少于 3 克或酱油少于 10~15 毫升，避免食用含盐多的食品，如咸菜、泡菜、咸蛋、松花蛋、腌肉、海鲜、咸面包等。低钠饮食是指除烹调时不加食盐和酱油外，凡含钠高的食品及蔬菜也应限制，如用发酵粉或碱制作的馒头、糕点、饼干、挂面等。蔬菜中凡含钠超过 100 毫克/100 克以上者均应慎用，全日饮食中含钠最好不超过 500 毫克。

补充充足的维生素

患者应该给予充足的维生素，因为急性肾小球肾炎患者限制钾的摄入，好些食物被禁止摄入，导致体内维生素不足，患者应该补充维生素制剂。需要注意，当出现少尿、无尿或血钾升高时，应限制食用含钾丰富的蔬菜及水果，如黄豆芽、韭菜、青蒜、芹菜、菜花、菠菜、冬笋、春笋、百合、鲜蘑菇、紫菜、榨菜、玉兰片、冬菇、杏、莲藕、高粱、玉米、扁豆、丝瓜、苦瓜等。

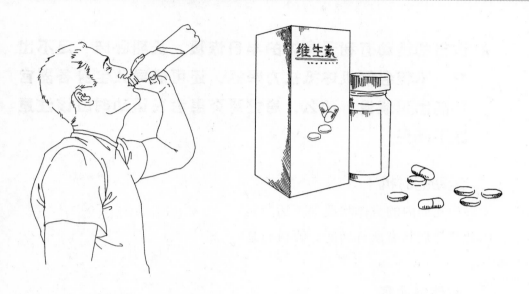

🌏 宜进食易消化、性平、无刺激性的食品

避免食用油炸食品，因为它们不易消化，会加重肠道以及肾脏负担。避免食用动物肝、肾等食物。不要迷信"吃啥补啥"，动物肝、肾含蛋白质很多，代谢后会产生嘌呤物质，可以引起血尿酸升高。

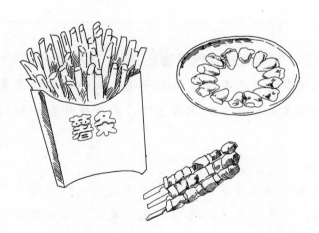

★ 适当的运动有利于身体的早日恢复。长期卧床、足不出户，不但会使机体抵抗力降低，还可能导致全身各器官功能出现衰退。那么，急性肾炎患者在运动时应该注意以下两点

运动的时机

发病后几周内的身体状况并不适宜运动，因此要等症状有所好转时，再进行适当的运动。

运动要适度

刚开始运动时，适宜进行做操、散步等舒缓的运动；当身体状况得到进一步改善时，可以尝试慢跑，打太极拳、羽毛球、乒乓球等运动。

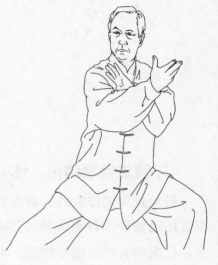

温馨提示：尿常规检查包括哪些项目？都有什么意义？

尿常规是常见的检查项目，也是临床上一项非常重要的检查，它能反映泌尿系统的一系列异常情况。尿常规检查一般包括以下几个方面：

◆ 尿色

正常尿液的颜色主要是由尿色素决定的。人体每天正常的排尿量大体相同，尿量决定着尿色的深浅。通常，正常的尿液无色或淡黄色。如果尿液颜色不正常，不一定就是病理性原因，也可能是因为药物、食物、血液和色素对其产生了影响。

◆ 透明度

正常的尿液应是透明的，女性尿液可稍见混浊。尿液如果放置时间过长，就会出现轻度混浊。

◆ 酸碱度

正常的尿呈弱酸性，或者呈中性或弱碱性。尿的酸碱度多取决于饮食种类、疾病类型及所用药物。

◆ 管型

管型是蛋白尿凝聚在肾小管腔中形成的一种圆柱状物质。正常的尿液只会含有极微量的白蛋白，一般没有管型，或是偶有少量的透明管型。一旦尿液中出现1个管型，则至少说明1个肾单位的状态，这是肾脏疾病的重要信号。

◆ 蛋白质

正常人每天排出的蛋白质在150毫克之内，最多不超过300毫克，检查时呈阴性。这一项目异常，多见于肾小球肾炎、急性肾衰竭、肾病综合征、高血压性肾病等。

◆ 细胞

在检查过程中，尿液中的白细胞、红细胞和小圆形上皮细胞的指标对病情诊断具有重要的意义。正常尿液中含有少量的白细胞，如果出现大量白细胞，则说明泌尿道有化脓性病变，如尿道炎、膀胱炎、肾盂肾炎等；正常尿液中偶可见红细胞，如果大量出现红细胞，则是由肾脏出血或尿路出血等原因所致；正常尿液中，偶可见少量脂肪变性的小圆形上皮细胞，如果上皮细胞增多，则说明患有肾小球肾炎，如果小圆形上皮细胞增多，则说明肾小管出现病变。

◆ 尿比重

　　反映肾功能。正常尿液的比重在1.015~1.025，婴幼儿的尿比重稍低。尿比重会受年龄、饮水量和出汗的影响。由于尿比重的高低与肾的浓缩功能有关，所以这一指标可以用来判断肾功能是否正常。

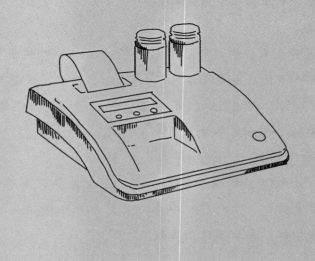

慢性肾小球肾炎

慢性肾小球肾炎，简称慢性肾炎，它是由不同病因、不同病理改变所构成的一组原发性肾小球疾病。

慢性肾炎的病因还不清楚。大约50%的慢性肾炎患者没有症状史，但是患有基础的肾小球疾病。

温馨提示：慢性肾炎和急性肾炎的关系

提到慢性肾炎，很多人会望文生义，觉得慢性肾炎是由急性肾炎转化而来。其实仅极少数慢性肾炎患者是由急性肾炎发展所致（直接迁延或临床预后若干年后再现），据统计仅一两成患者是从急性肾小球肾炎（急性肾炎）转化而来。绝大多数患者起病即为慢性肾炎，这是由肾小球病理改变的类型决定的，与急性肾炎无关。因为大多数急性肾炎都可以通过治疗痊愈，只有病理改变超过一年，蛋白尿仍存在，才会转变为慢性肾炎。

所以说，急性肾炎和慢性肾炎之间是有联系的，但不是一对一的联系，不是每个急性肾炎的患者都会转为慢性肾炎，也不是每个慢性肾炎的患者都有急性肾炎发病的过程。应该引起人们重视的是，肾炎起病原因是很复杂的，大多数患者起病隐匿，可以没有急性过程。

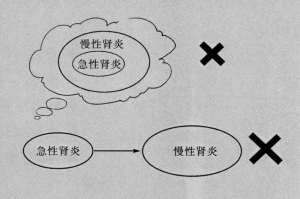

自查

慢性肾炎可发生于任何年龄，但以中青年为主，常见于男性。多数起病缓慢、隐袭。

★ 慢性肾小·球肾炎都有哪些表现

基本表现

◆ 蛋白尿

尿液有泡沫，以较小的泡沫为主，相互连在一起，久久不能散去。

◆ 血尿。

◆ 水肿

病情较轻者会在早上起床时眼睑和面部微肿，午后下肢稍有水肿，经休息后即可减退。

慢性肾炎早期水肿现象可有可无，一般不严重，但一般有如下现象：

◆ 肾功能正常或轻度受损，此情况可持续数年，甚至数十年。

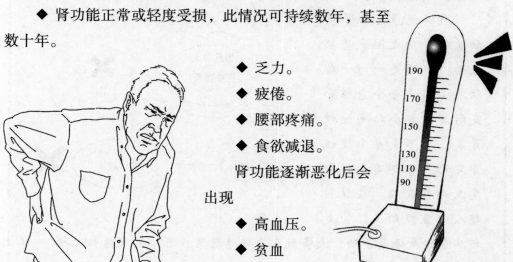

◆ 乏力。

◆ 疲倦。

◆ 腰部疼痛。

◆ 食欲减退。

肾功能逐渐恶化后会出现

◆ 高血压。

◆ 贫血

贫血程度随着肾脏病变及肾功能减退程度增加而严重。

有些人除上述慢性肾炎的一般表现外，还可能血压持续中等以上程度升高，眼底出血、渗出。

自防

★ 对于健康人群来说，预防慢性肾炎最根本的方法就是：培养一个良好的生活习惯和提高机体防病抗病能力及减少感染发生机会，针对病因进行预防。

🌀 避免过度劳累，精神压力大

要有良好的生活习惯，保持有规律的生活。平时要合理安排生活作息制度，多参加适量活动，加强身体锻炼，但应避免过劳。合理营养，增强体质和机体抵抗力。注意个人卫生及环境卫生，养成良好的生活卫生习惯，并随时保持心情轻松愉快，强化自我意识。

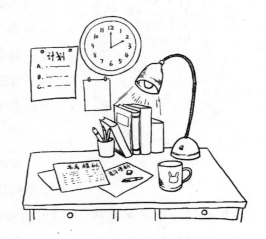

🌀 谨防细菌或病毒感染

在冬春季节最常见的感染是感冒，感冒时机体抵抗力急骤下降。而中国人的观念中认为感冒是小事，但人们不会想到感冒也会威胁到肾脏。感冒不是微不足道的小病，它关系到我们身体各个主要器官的健康，包括肾脏。夏秋季节最常见的感染是消化道感染，造成脱水。肾功能是靠肾脏血流维持的，脱水会造成肾脏血流减少，从而使肾功能不全。

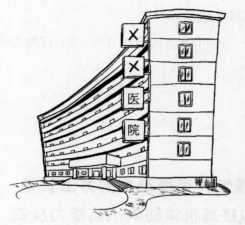

注意自身监测

自觉身体不适时，如出现夜尿多、食欲减退、腰部不舒服感或酸胀感，尤其早晨起床后出现眼睑、颜面部水肿及排尿异常，则提示有得肾脏病的可能，要及时到医院检查，以便于尽早诊断和治疗，对预防本病也有重要作用。

忌暴饮暴食

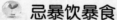

暴饮暴食会造成电解质紊乱，影响肾脏功能。现在宴会很多，大吃大喝，摄入过多的蛋白质、盐分，这些都会引起肾脏功能的改变。盐多会造成水钠潴留，导致血压升高，水肿加重。而多余的盐是要靠肾脏排泄出去，这就加重了肾脏负担。另外蛋白质吃多了，代谢产物多也等于加重肾脏负担，肾小球就容易硬化。

慎重用药

有些药物伤害肾脏，肾毒性药物如氨基糖苷类药物，对肾脏毒性损伤很明显。还有非甾类抗炎药（消炎镇痛药），因为消炎镇痛药是抑制前列腺素，常使肾血流减少，会损伤肾功能。

★ 对于已有肾病的人群来说，还应格外注意

最重要的就是不要受感染

细菌或病毒感染是引起急性肾炎的最常见原因，特别是上呼吸道感染、

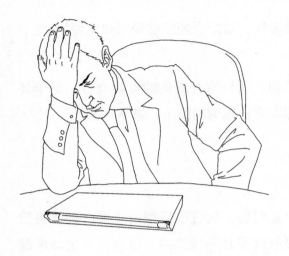

无症状性菌尿、流行性感冒、咽炎、气管支气管炎等，都可能使慢性肾炎症状加重。对于已有肾病的患者来说，一经感染，就会马上水肿，尿液出现血尿、蛋白尿，甚至血压升高，肾功能减退。所以应该积极防治感染病灶、积极防治急性肾炎。减少机体感染机会，防止受冷着凉，预防化脓性疾病的发病。

一旦感染了以上疾病或发生了急性肾炎及其他原发性肾小球疾病，要给予及时彻底的治疗，急性肾炎患者有慢性感染病灶者，在病情稳定 3~6 个月后，必要时可用手术等方法根治，防止这类疾病迁延不愈发展为慢性肾炎。

外伤手术

很多手术是影响肾血流的，一些麻醉药物也会直接影响到肾脏，手术当中可能会出血、组织损伤，都会影响到肾脏，外伤和手术常常加重肾脏负担，这个时候要注意肾功能。否则外伤手术可能手术本身成功了，但顾此失彼，肾功能却损伤了。

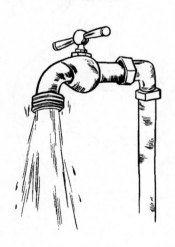

预防尿路梗阻

尤其老年人前列腺肥大排尿不畅，或者有尿路结石的，要马上处理。因为梗阻以后尿流不畅，会令细菌容易繁殖，从而引起感染。另外，梗阻本来就容易影响肾功能。所以说，梗阻加感染，就是对肾脏的双重伤害。

注意营养

肾炎患者要避免高蛋白饮食，注意食品安全，多吃新鲜的瓜果和天然食品，以品种多样、搭配合理、清淡可口为原则。

🕐 怀孕

怀孕会不可避免地加重肾脏的负担。所以有肾脏病的育龄女性，对于怀孕的时间、怀孕期间的注意事项，都需要仔细询问医生，遵从医嘱。

自养

慢性肾炎病情迁延，临床表现时重时轻，病理改变缓慢进展，最终将发展至慢性肾衰竭。病变进展速度主要取决于其病理类型，也与日常生活保健和治疗效果有关。

所以慢性肾炎患者在自我保养上要注意。

★ 调整情绪，摆正心态，有利于疾病的治疗和身体的恢复

🕐 乐观有信心

当患病时，不要因为这样的顾虑或那样的压力而使思想负担过重，不积极配合治疗，这对治疗影响较大。因为情绪变化会使人体正气受损，病症缠绵难愈，为治疗带来难度。所以，即使身患疾病也要保持乐观的态度来正视疾病，在医生的指导和治疗下，是可以好转的。

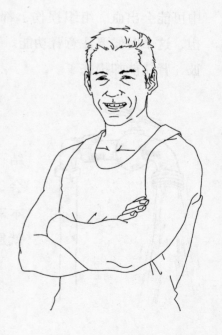

🕐 认真对待

由于慢性肾炎的特点，有些人患病后，虽说没有消极悲观的情绪，但是丝毫不把医生的叮嘱和用药原则放在心上，凡事仍按自己的喜好来做，该认真吃的药和复查的事项

也不认真对待，结果使本来可以得到控制的病情反而加重了。

🕙 量力而行

在患病之后，也许患者的活动要受到限制，饮食要适当地进行节制，生活上需要他人照顾，这些都是正常现象。患者不要勉强自己做以前能做的事，应量力而行，以免因劳累过度而加重病情。

🕙 体谅他人

当身患疾病时，患者自身心理上有压力，此时也应想到家人心中也承受着同样的压力，不要粗暴地对待身旁的亲人，这会给他们带来更多的焦虑。如能体谅和关心家人，让全家人都处于一种和谐的氛围中，将有利于自身的康复。

★ 慢性肾炎患者在休息和运动上应该注意

🕙 休息为主

患者一旦确诊为慢性肾炎，在开始阶段，不论症状轻重，都应以休息为主积极治疗，定期随访观察病情变化。如病情好转，水肿消退，血压恢复正常或接近正常，尿蛋白、红细胞及各种管型微量，肾功能稳定，则3个月后可开始从事轻体力工作，避免较强体力劳动，预防呼吸道及尿路感染的发生。活动量应缓慢地逐渐增加，以促进体力的恢复。凡存在血尿、大量蛋白尿、明显水肿或高血压者，或有进行性肾功能减退患者，均应卧床休息和积极治疗。

🕙 适合慢性肾炎患者的运动

慢性肾炎患者在病情稳定的时候，适当地进行锻炼，可以有效提高自身的抗病能力，改善体内脏器的血液循环，促进身体的早日康复。

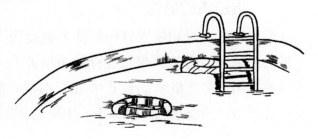

患者应结合自身的特点和医生的指导选择项目，尤其要注意劳逸结合，避免运动过量而加重病情。可选择的运动项目包括散步、慢跑、做广播操、骑车、游泳、武术等，但不能参加体育比赛。也可以以传统的体育保健方法为主。患者需要在精神舒畅和情绪安宁的状态下进行锻炼。既要在运动时保持平心静气、全神贯注的状态，即"动中有静"；又要保持呼吸的自然和谐，即"静中有动"。只有动静结合，才能强筋壮骨、补气生血、养精生神。

★ 慢性肾炎患者怎样通过饮食调养

慢性肾炎患者如何改善肾功能和消除蛋白尿，直接关系着该病的发展和预后。因此，为了控制蛋白尿，患者要常使用激素及免疫抑制剂等药物，这样就不可避免地会引起一些不良反应，甚至引起严重的并发症，使病情加重。所以慢性肾炎患者在饮食上需要注意：

适当摄取糖类和脂肪

由于部分患者限制了蛋白质的摄入，其热能的供给要以糖类和脂肪为主要来源，热量供给视劳动强度而定。从事较为轻松的体力劳动者，成人每日可供给每千克体重 126~147 千焦。

控制钠盐的摄入

出现严重水肿及高血压时，钠盐的摄入量要控制在每日 2 克以下，甚至可给予无盐饮食，但一般以低盐为宜。

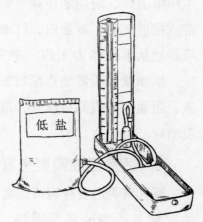

蛋白质的供给

应根据患者肾功能损害的程度来确定蛋白质的摄入量。对于病程长、肾功能损害不严重者，则不必严格限制食物中的蛋白质，但每天不宜超过每千克体重 1 克，优质蛋白质要达到 50%以上。不能完全不吃肉或吃太多肉。当出现大量蛋白尿，或血浆中的清蛋白降低时，可适量补充肉类、鱼类、蛋类或牛奶等，但不能吃太多肉加重肾脏负担。

💧 控制钾盐的摄入量

钾的摄入量要根据血钾水平而定。当血钾高时，要限制含钾高的食物，如香蕉、西瓜。

💧 给予充足的维生素，尤其要适量补充维生素 C

因为长期慢性肾炎的患者可能会有贫血症状，补充维生素 C 能增加铁的吸收。

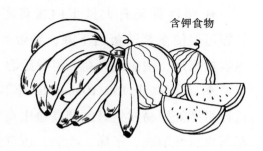

含钾食物

💧 慢性肾炎患者不宜食用

腌制食品或罐装食品，甚至商家制作的卤制品或泡菜，特别是含亚硝酸盐丰富的半成品。若实在想吃的话，可自己制作新鲜、安全的食物。豆角或萝卜或白菜干，可考虑先用水淖一下后，晒干，用时切碎，炒食，调味即可；各种饮料，包括营养快线、红牛等能量补充品；辣椒或其他刺激性的食物，如辣椒、香菇、黑木耳、大蒜、黄花菜等。不宜吃"发物"如海鲜，包括虾、蟹等海产品，此外公鸡、牛、羊肉、狗肉等也容易加重肾病。

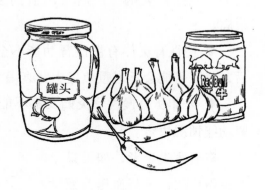

★ 慢性肾小球肾炎患者可以养儿育女吗

一般而言，慢性肾炎活动期、慢性肾炎伴有严重高血压、慢性肾功能不全的妇女不宜生育，因为休养对治疗慢性肾炎有重要意义。妊娠可使病情迁延不愈，甚至病情恶化，肾功能急剧减退。

◆ 慢性肾炎活动期，即尿中除蛋白外，还有较多的红细胞、白细胞、管型，检验可见血中补体 C_3 降低，表示病情不稳定，免疫反应还很活跃，此时妊娠如火上浇油，促使病情恶化。

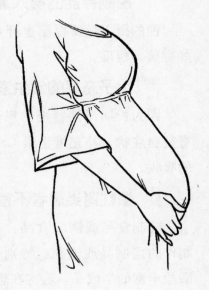

◆ 慢性肾炎有大量蛋白尿者不宜妊娠，妊娠可促使血浆清蛋白下降，导致严重水肿，血容量增加，使血压升高，可导致心力衰竭。

◆ 血压高于 150/100mmHg 者不宜生育，这种患者妊娠易发生妊娠期高血压疾病，可引起高血压性脑病、子痫、死胎，也可引起心力衰竭、急性肾衰竭，产后大出血的发病率也很高。

◆ 慢性肾炎伴有慢性肾功能不全者不宜生育。肾功能不全的妇女妊娠后，肾脏可能会不堪重负发生肾衰竭、尿毒症，危及生命。

◆ 并非所有慢性肾炎妇女都不能生育，应视肾炎的类型、病情的轻重、肾功能情况决定。

有些肾炎患者，如果只有少蛋白尿，无高血压，无肾功能减退的现象，在严密医疗监护观察下可允许妊娠。但是这种患者也必须定期检查尿常规、测血压、查肾功能，尤其在妊娠后期应每周查 2 次尿常规，每天测

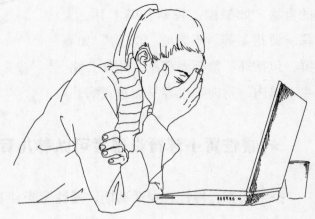

量血压，每1~2周查一次肾功能。如果有尿蛋白大量增加、血压明显升高趋向，肾功能减退，应及时中止妊娠。

慢性肾炎孕妇，如有水肿、血压升高，应严格限制食盐摄入量，保证休息，补充蛋白质和人体必需氨基酸，纠正低蛋白血症。如有血压升高，应选用对肾血流量无影响的降压药物，如硝苯地平、开搏通（卡托普利）等。要避免使用对肾脏有损害的药物，如庆大霉素、链霉素、卡那霉素、磺胺类药、阿司匹林等。

慢性肾炎患者妊娠后，要更加注意生活调理，保证足够的休息与睡眠。要合理饮食，保证营养，补充足量维生素，以增强体质，减少感染机会。要注意防寒保暖，预防上呼吸道感染，注意会阴部清洁，避免性生活，减少尿路感染机会。还应注意皮肤清洁和及早医治龋齿。

★ 慢性肾炎患者失眠怎么办

慢性肾炎患者由于治疗时间较长，病情反复发作，或是一些病理原因，使心理负担加重，往往会出现失眠、多梦、易醒等症状。睡眠不足会使机体抵抗力下降，因此要引起患者足够的重视。通常可以从以下几方面来调治失眠：

调节心理

首先要建立一种良好的心态，明白生老病死本就是人人都不可避免的事情。患有疾病应正确对待，保持乐观积极的人生态度，要有战胜疾病的信心，勇敢地面对疾病。这种心态有利于消除烦躁、抑郁的情绪，有助于改善睡眠。

适度运动

当病情得到一定缓解的时候，可以进行适当的运动，比如散步、练气功、打太极拳等。当运动量增加时，睡眠质量也会相应提高。

保健按摩

以下几种按摩方法非常有助于睡眠：按摩头部穴位，如百会、角孙、太阳等；用木质梳子轻轻地反复梳理头部和颈部，可起到按摩头部经穴和疏通血脉的功效；先用热水泡脚约半小时，注意保持水温，再通过对脚部涌泉穴的反复揉搓按压来促进睡眠。

饮食调养

可以食用一些能促进睡眠的汤、粥、茶、饮，比如莲心茶、酸枣仁粥等。

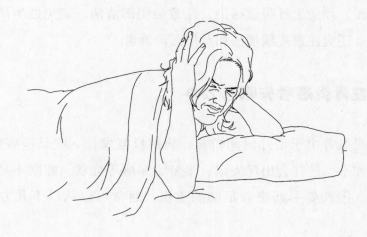

肾小管－间质性肾炎

肾小管－间质性肾炎，旧称间质性肾炎，是一组多种不同原因引起的以肾脏间质炎症为主要病变的肾脏疾病，是一些主要影响肾间质（包括肾小管、血管和间质）疾患的总称。由于间质性肾炎几乎都有肾小管受累的症状，因而近年多以"肾小管－间质性肾炎"来替代间质性肾炎这个名称。根据病因和病程的不同，间质性肾炎可分为急性和慢性两类。

★ 引发肾小管－间质性肾炎的原因

肾小管－间质性肾炎发病原因主要有药物过敏、感染、尿路梗阻、代谢性疾病、肿瘤、环境因素、放射因素等。其中急性肾小管－间质性肾炎主要以药物引起为多见，全身性感染及免疫性疾病继发次之，特征为肾功能急剧减退；慢性肾小管－间质性肾炎主要是因尿路梗阻的复杂性，由慢性肾盂肾炎、代谢性免疫性疾病及药物所引起的。特征为起病隐匿，肾功能减退逐渐发生。早期以肾小管、间质损伤为主，晚期会出现肾小球滤过率降低、肾小球硬化等症状。

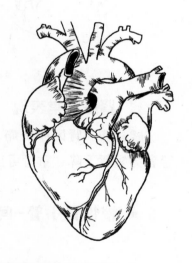

自查

★ 急性肾小管－间质性肾炎的主要症状

💡 由急性感染所致

起病急骤，表现为恶寒、发热、腰痛，败血症、细菌性心内膜炎等严重感染症状。

由药物过敏所致

表现为皮疹、发热、关节痛，可在应用药物过程中出现。

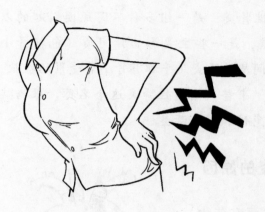

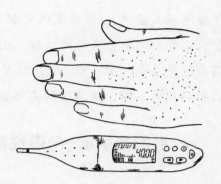

肾脏异常表现

腰背痛、肾区叩击痛、少尿、血尿，以及不明原因的肾功能突然改变，轻者为短暂下降，重者可出现尿闭或急性肾衰竭。

★ 慢性肾小管－间质性肾炎的主要症状

肾脏酸化功能障碍

主要表现为肾小管中毒，儿童会出现发育不良或肾性糖尿或氨基酸尿。

肾浓缩功能障碍

主要表现为多饮、多尿、口干烦渴，甚至出现肾性尿崩。

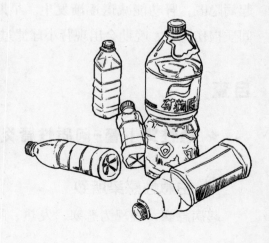

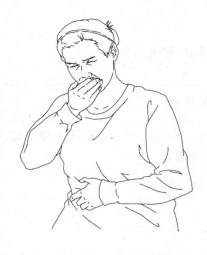

◆ **肾脏保钠功能障碍**

主要表现为缺钠和低容量、低血压等。

肾乳头坏死

主要表现为肉眼血尿、腰痛，尿中偶尔会有坏死细胞。

肾功能不全

主要表现为厌食、恶心、呕吐、高血压、贫血，血肌酐和尿素氮水平升高。

🍃 **温馨提示：药物引起的肾小管-急性间质性肾炎的潜伏期有多长**

药物治疗后起病可能发生于单一用药后长达数周，或短至再次用药后的3~5天。潜伏期范围从1天（利福平）到18个月（非甾体类抗炎药）。多数患者于用药后的第二周发病。

自防

★ 如何预防肾小管-间质性肾炎

◆ 由于药物过敏常是引起肾小管-间质性肾炎的原因之一，所以预防本病关键在于对一些家庭常见药物要有清晰的认识，不要自作主张乱吃药。

涉及的药物种类繁多，可以是单一药物或多种药物混合应用致病。目前文献报道的致病药物已高达数百种，随着新药的上市，这一数字还在不断增加。其中，最常见的主要是抗生素、解热镇痛药（如非甾体类抗炎药）、中药（含

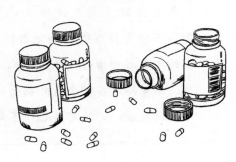

马兜铃酸）。

在此罗列几种有报道引起急性间质性肾炎的常用药物。

药物类别	常见药物
抗生素类	庆大霉素、青霉素 G、阿莫西林、头孢曲松、左氧氟沙星、莫西沙星、阿昔洛韦、林可霉素、克林霉素
解热镇痛药	吲哚美辛、布洛芬、双氯芬酸、阿司匹林
降压药	卡托普利、氨氯地平
利尿剂	氨苯蝶啶、呋塞米
其他	环孢素 A、别嘌呤醇、奥美拉唑、西咪替丁

引起慢性间质性肾炎的常见药物是解热镇痛药、含马兜铃酸的中草药（关木通、青木香、马兜铃、广防己、天仙藤、细辛等）、亲免素结合剂以及锂制剂等。

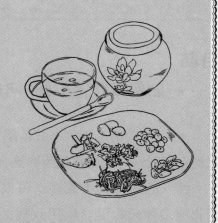

温馨提示：乱用中药会造成永久性肾损伤

以前普遍认为中药取自于天然，所以说中药没有什么毒性作用，可以放心吃中药。但是近年来发现有一类中药会引起肾脏病，叫马兜铃酸肾病。过量摄入马兜铃酸是马兜铃酸肾病的主要病因。不论急性或慢性马兜铃酸肾病，目前均无有效的治疗方法。因此，马兜铃酸肾病重在预防。青木香、广防己、细辛以及各种含有此类药物的中成药制剂（如龙胆泻肝丸）也可造成此病症。因此中药也并不是百分之百的安全，切勿乱用中药。

◆ 另外还应注意预防感染，控制全身性免疫疾病的发展。

如果出现原因不明确的急性或慢性肾功能损伤，有可疑用药史，应立即停药并去医院问诊！

自养

★ 间质性肾炎患者怎样进行饮食调养

🍵 减少能量

一般按每天每千克体重 125.4～146.3 千焦供给。

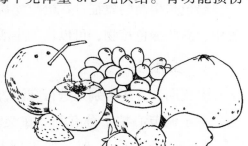

🍵 多饮水

根据尿量补充水分，改善间质炎症，防止血尿形成及血块堵塞尿路。

🍵 低蛋白饮食

急性期要采用低蛋白饮食，按每天每千克体重 0.5 克供给。肾功能损伤较轻者按每天每千克体重 0.8 克供给。

🍵 适量摄取含钾食物

多尿者应多食含钾食物，以补充钾。多尿多由肾小管重吸收功能受损引起，还应多食补肾、收摄之品。

🍵 限制高纤维食物

预防慢性间质纤维化发展，防止肾功能恶化。

★ 有利于慢性肾病的保养的活动

🍵 读书

读书可让人忘记患病的痛苦与烦恼，在增长知识的同时，会增强自己对未来美好生活的憧憬，有利于增强治病的信心与毅力。

听音乐

音乐可以调节人们的心情，经常听抒情悦耳的音乐，可以缓解焦虑的心情，有助于患者建立起对生活的热爱和向往，对未来充满信心。此外，听音乐还可以调节神经系统、循环系统等生理功能，有利于身体的恢复。

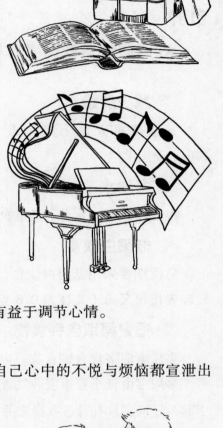

运动

适当的运动将对身心十分有益，比如慢跑、散步和做健身操。

养花

绿色是生命的象征，在治疗疾病的过程中，养些绿色植物，可以增加生活情趣，有益于调节心情。

交朋友

多交朋友，多与别人进行交流，可以把自己心中的不悦与烦恼都宣泄出去，对于调节心情十分有利。在交流的同时，如果能得到一些关于防治疾病的好方法，更是一件令人开心的事。

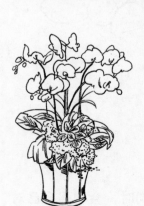

温馨提示：如何区分肾小球肾炎、肾小管-间质性肾炎和肾盂肾炎？

肾小球肾炎一般简称"肾炎"，病变主要发生在肾小球，临床上表现为血尿、蛋白尿、水肿、高血压，部分患者合并肾功能不全。按照肾活检检查获得的肾脏病理表现不同分为 IgA 肾病、系膜增生性肾炎、微小病变、膜性肾病、局灶节段性肾小球硬化、膜增生性肾炎等原发性肾小球肾炎，也包括狼疮性肾炎、血管炎性肾损害以及某些风湿性疾病所引起的继发性肾小球肾炎。治疗上因临床肾脏病理表现的不同而不同。因此，患有肾小球肾炎的患者常需要进行肾活检检查。

肾小管-间质性肾炎常由于感染、尿路梗阻及反流、自身免疫性疾病、药物、代谢毒物、放射性损伤、遗传性疾病等诱发。临床上表现为水、电解质和酸碱平衡紊乱以及贫血、肾功能不全，也可出现糖尿、氨基酸尿、磷酸盐尿、肾小管性蛋白尿等。治疗上主要是消除诱发因素、治疗原发疾病和对症治疗。

肾盂肾炎是病原体经下尿路（膀胱、尿道）上行累及输尿管、肾盂（又称上尿路）需要静脉应用抗生素控制，疗程不少于2周，治疗不彻底变成慢性肾盂肾炎，将损害肾脏，造成肾间质损害（感染性间质性肾炎），将影响肾功能。

肾病综合征

　　肾病综合征是指由不同病因、多种病理变化所致的具有类似临床表现的一组肾小球疾病。它不是一个病名，是一组多种病因引起的临床症候群。

　　肾病综合征这种疾病症候群具有共同的临床表现、病理生理和代谢变化，甚至在治疗方面也表现出共同的规律。它有几个重要的临床表现：大量蛋白尿（3.5克/日以上），高度水肿和高脂血症，低蛋白血症（血清清蛋白低于30克/升），临床上称"三高一低"症状，其中前蛋白尿>3.5克/日和血清清蛋白<30克/升为诊断所必需的条件。

　　肾病综合征可以由很多原因诱发，概括地说主要分为两类，原发性和继发性。这两种肾病综合征虽然有着共同的临床表现，但由于病因不同，在治疗上也存在明显差异。

★ 原发性肾病综合征主要是肾小球疾病所致

膜性肾病

多见于35岁以后，特点为起病隐匿，病变发展缓慢，容易发生肾静脉血栓，极少见肉眼血尿。

微小病变性肾病

多见于儿童及青少年，特点为起病隐匿、肉眼血尿。

膜增殖性肾病

多发于30岁以前，特点为起病急，几

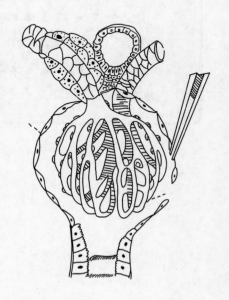

乎所有患者都出现镜下血尿，肾功能呈进行性减退，约1/3患者伴有高血压。

💧 系膜增生性肾炎

多发于青少年，特点为起病隐匿，也可急性发作，多伴有血尿，以镜下血尿为主，伴有轻、中度高血压。

💧 局灶性节段性肾小球硬化

多见于青少年，多数患者的病情特点是隐匿发病，多表现出肾病综合征，其次是镜下血尿，肾功能呈进行性减退。

★ 哪些情况会引起继发性肾病综合征

💧 系统性疾病

如系统性红斑狼疮、混合性结缔组织疾病、干燥综合征、类风湿关节炎、多动脉炎。其中，系统性红斑狼疮肾病多见于年轻女性，主要症状为多器官损害，如关节疼痛、发热、面部蝶形红斑、肝脏及心血管系统病变等。血液中可以找到狼疮细胞，血浆球蛋白质明显升高。

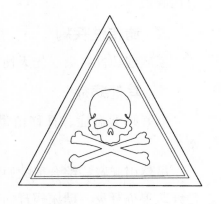

💧 肾毒性物质

如汞（有机、无机）、铋、金、三甲双酮。

💧 代谢性疾病

如糖尿病、肾淀粉样变、多发性骨髓瘤、黏液水肿。其中，糖尿病肾病多发于病史较长的糖尿病患者，比如糖尿病视网膜病变，就常与肾脏损害相伴发生。而肾淀粉样变主要发生于中年以上的人群，患者往往已存在慢性炎症或慢性化脓性疾病病灶。

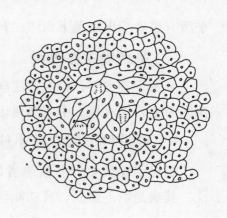

恶性肿瘤

如霍奇金病、淋巴性白血病、癌症。

过敏性疾病

如过敏性紫癜、药物（青霉胺、毒品海洛因、驱虫剂等）过敏、毒蛇咬伤、花粉和其他过敏原致敏等。其中，过敏性紫癜肾炎多发于青少年，发病多与呼吸道感染有关，冬季较为常见，主要症状为血尿。

感染性疾病

如梅毒、疟疾、血吸虫病、亚急性心内膜炎等。

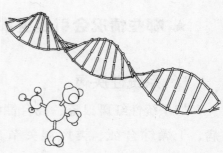

遗传性疾病

家族遗传性肾炎、先天性肾病综合征。

其他病症

如妊娠毒血症、肾移植慢性排斥反应、原发性恶性肾硬化、肾动脉狭窄等。

虽然引起肾病综合征的原因较多，不过临床上常见的只有少数，如系统性红斑狼疮肾炎、糖尿病肾病、肾淀粉样病变、过敏性紫癜肾炎等。

★ 常见病因及好发年龄段

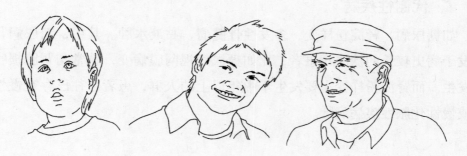

	儿童	青少年	中老年人
原发性	微小病变肾病	系膜增生性肾炎 系膜毛细血管性肾炎 局灶阶段性肾小球硬化	膜性肾病
继发性	先天性或遗传性肾病 过敏性紫癜肾炎	系统性红斑狼疮肾炎	糖尿病肾病 肾淀粉样病变 淋巴瘤或实体肿瘤后期肾病

自查

★ 肾病综合征的症状

最主要的症状就是"三高一低"，即高蛋白尿、高脂血症、高度水肿和低蛋白血症。

大量蛋白尿

温馨提示：什么是蛋白尿？人体在什么情况下会产生蛋白尿？

正常人的尿液中会含有极微量的蛋白质，如果在尿常规检查中尿蛋白质呈阳性，则说明尿中的蛋白质量超标，出现了蛋白尿。出现蛋白尿的情况主要有以下几种：

◆ 肾小球性蛋白尿

正常情况下，肾小球的滤过膜能限制血浆中大分子蛋白质滤过，只能使一些极小的分子滤过。如果患有各种肾小球疾病、肾血管病、肾淀粉样变、糖尿病肾病等，都会使肾小球滤过膜通透性增加，出现以清蛋白为主的蛋白尿。

◆ 肾小管性蛋白尿

在正常人肾小球滤过液中，会有95%的蛋白质被肾小管重吸收回血液，如果患有间质性肾炎、镇痛药性肾病、慢性镉中毒引起的肾小管损伤及各种先天性代谢缺陷等疾病，均会使肾小管吸收蛋白质的能力下降，从而出现蛋白尿。

◆ 溢出性蛋白尿

血中异常蛋白质可以经肾小球滤出，如果溢出量太多，肾小管不能将其完全吸收，就会出现蛋白尿。

◆ 分泌性蛋白尿

肾脏自身分泌出的含有蛋白质的物质也会进入尿中，如果肾脏分泌的蛋白质增多，也会引起蛋白尿。当患有肾小管-间质性炎症及肿瘤时，含蛋白质的分泌物也会进入尿中，从而产生分泌性蛋白尿。

◆ 组织性蛋白尿

正常尿液中含有少量的可溶性组织分解的代谢产物，属于小分子量蛋白质，患任何疾病都会使这些蛋白质的量增加。

通常所说的蛋白尿多指肾小球性蛋白尿和肾小管性蛋白尿。在实际病例中，通常会存在两种以上的蛋白尿。

高脂血症

 温馨提示：什么是高脂血症？

高脂血症是指血脂水平过高，可直接引起一些严重危害人体健康的疾病，如动脉粥样硬化、冠心病、胰腺炎等。

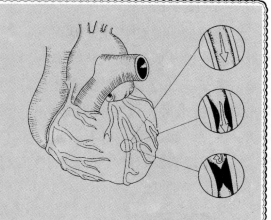

　　高脂血症的临床表现主要是脂质在真皮内沉积所引起的黄色瘤和脂质在血管内皮沉积所引起的动脉硬化。尽管高脂血症可引起黄色瘤，但其发病率并不很高；而动脉粥样硬化的发生和发展又是一种缓慢渐进的过程。因此在通常情况下，多数患者并无明显症状和异常体征。不少人是由于其他原因进行血液生化检验时才发现有血浆脂蛋白水平升高。

低蛋白血症

温馨提示：什么是低蛋白血症？它是怎么产生的？

　　低蛋白血症也就是蛋白质营养不良。蛋白质在人体中有着重要的作用，它是机体组织细胞的基本成分，人体的一切组织细胞都含有蛋白质。身体的生长发育，衰老细胞的更新，组织损伤后的修复都离不开蛋白质。蛋白质还是酶、激素和抗体等不可缺少的重要成分。由于蛋白质是两性离子，具有缓冲作用。蛋白质还是保持体内水分和控制水分分布的决定因素，也是热能的来源之一，1克蛋白质在体内可以产生16.6千焦热能。如儿童蛋白质营养不足，不仅影响其身体发育和智力发育，还会使整个生理处于异常状态，免疫功能低下，对传染病的抵抗力下降。

高度水肿

水肿为最明显的症状，但程度不一。一般从眼部或下肢踝部开始，逐渐蔓延全身。严重者还会出现全身水肿，包括头面部、会阴、腹壁、腰背部、双下肢水肿，还会出现胸腔积液（胸水）、腹腔积液（腹水）等症状。

营养不良

长期持续大量蛋白尿可导致营养不良，患者毛发稀疏、干脆及枯黄，面色苍白、消瘦或指甲上有白色条纹。

高血压或低血压

成人肾病综合征 20%~40% 有高血压，血压一般为中度增高，常在（140~170）/（95~110 毫米汞柱）之间。部分患者存在血容量不足，出现体位性低血压，表现为脉压小，脉细或口渴等。

★ 除了上述主要症状外，肾病综合征还有一些常见的并发症

感染

这是因为大量免疫球蛋白随着尿液排出体外，使得血浆蛋白含量降低，影响到抗体的形成。而治疗肾病综合征的激素和其他药物的应用，使得患者全身抵抗力下降，很容易发生各类感染，如皮肤感染、原发性腹膜

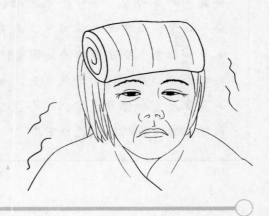

炎、呼吸道感染、泌尿系感染，甚至诱发败血症。

急性肾衰竭

由于肾病综合征患者蛋白尿，低蛋白血症和高脂血症的持续，体内常处于低血容量及高凝状态，呕吐、腹泻、使用抗高血压药及利尿剂大量利尿时，都可使肾脏血灌注量骤然减少，进而使肾小球滤过率降低，导致急性肾衰竭。另外患有肾病综合征时，会造成肾间质水肿，蛋白浓缩形成管型堵塞肾小管等因素，也可诱发急性肾衰竭。

冠心病

肾病综合征患者因为高脂血症和血液的高凝状态，极易发生冠心病。文献报道称肾病综合征患者心肌梗死发病率比正常人高 8 倍。冠心病已成为肾病综合征死亡原因的第三因素（仅次于感染和肾衰竭）。

电解质及代谢紊乱

反复使用利尿剂或长期不合理禁盐，都可使肾病综合征患者继发低钠血症；使用肾上腺皮质激素及大量利尿剂导致大量排尿，若不及时补钾，容易出现低钾血症。

血栓形成

肾病综合征患者容易发生血栓，尤其是膜性肾病发病率可达 25%～40%。形成血栓主要与水肿、患者活动少、静脉淤滞、高血脂、血液浓缩使黏滞度增加、纤维蛋白原含量过高和使用肾上腺皮质激素使血液易发生高凝状态等相关。

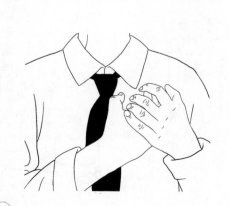
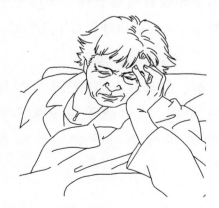

自防

★ 生活中有效预防肾病综合征需要注意

　　了解疾病的症状和诱因有助于我们及时发现病症，但是在日常生活中还是应该从预防措施做起。肾病综合征是一种常见的肾脏疾病，要预防肾病综合征需做到：

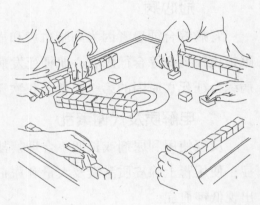

◎ 生活要规律

　　很多人习惯彻夜唱卡拉 OK、打麻将等，这样十分不利于身体健康。应当养成良好的生活习惯，才能从根本上起到预防肾病综合征的效果。

◎ 不要憋尿

　　憋尿可引发肾病。这是因为长期憋尿，尿液无法将细菌冲走，大量细菌在尿路聚集，会造成尿路感染，严重的会导致肾病综合征。所以繁忙的职场中人需要格外注意不要憋尿。

◎ 远离烟、酒

　　烟、酒都对人体的伤害已经是老生常谈，所以应该避免毫无节制的抽烟喝酒，不给肾病可乘之机。

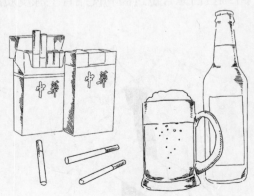

👁 不要滥服镇痛药

长期服用混合性的镇痛药，人体的血流速度会被迫降低，因此将严重影响肾脏的功能。此外，值得注意的是，乱服镇痛药易引发肾病。这也是预防肾病综合征中要注意的地方。

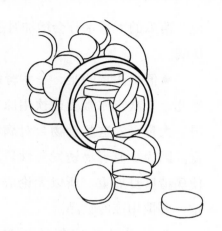

👁 不要食用被污染的食物

如被污染的水，农作物，家禽鱼蛋等，要吃一些绿色有机食品，要防止病从口入。

👁 保持良好的心情，不要有过大的心理压力

心态的健康与否也会影响代谢的正常进行。适当的调节心情和自身压力也可以间接预防肾病的发生。

自养

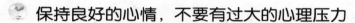

★ 肾病综合征患者在日常生活中需要注意

肾病综合征以大量蛋白尿、低蛋白血症、水肿、高血压为主要临床特征，病情迁延不愈，常反复发作加重。这样在日常生活中需要注意：

◆ 肾病综合征患者应多关注天气变化情况，养成良好的起居习惯。每天留出半小时左右的午休时间以保证体力，便于康复。另外，肾病综合征患者应该慎照阳光。因为患者本身免疫功能低下，若暴露于紫外线中容易引起皮肤炎症。

◆ 肾病综合征患者仍应严格执行饮食规则，不可多食，以免增加肾脏负担。比如夏季的时候，大家习惯吃西瓜来解暑，但是对于肾病综合征患者来

说，西瓜的大量水分会增加肾脏负担，另外西瓜中的糖分积累也会诱发潜在疾病。

◆值得注意的是，一些肾病综合征患儿，喜欢吃冰激凌或饮用凉饮料来解渴。大量摄入这些食物会对病情有害无益。因为贪凉容易诱发急性胃肠炎，会使病情反复加重。所以无论成人还是儿童，要慎用凉冷饮品。

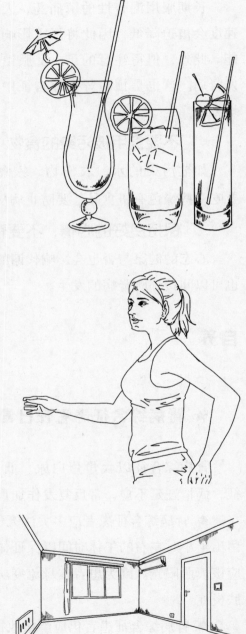

◆卫生方面应包括两类内容：一是饮食卫生，不可吃酸腐、霉烂或过夜不洁的食物，以免发生胃肠疾病，影响康复；再者是个人卫生，衣物要勤洗勤换，以宽松、棉软为宜，要常洗澡，清洁皮肤，以免痱、疖感染使疾病复发或加重。要注意灭蚊、蝇及其他夏季昆虫，防其叮咬使皮肤感染。

◆适当的体育运动对疾病的恢复有益，如散步、打太极拳等。但应注意锻炼的时间，以早晨及傍晚为宜，切不可在中午或阳光强烈时锻炼。游泳虽是运动的好项目，但由于游泳需要消耗大量的体力，以及游泳场地的卫生得不到保证，建议肾病综合征患者不要游泳。

◆肾病综合征患者的居室宜布置得宽敞、明亮、通风、通气，要保持一定的温度。夏季空调不可温度太低，比较合适的温度为低于室外气温5~6℃为宜，避免因为冷热的急剧变化而诱发感冒。

◆ 卧具要清洁、干燥，卧室要光线柔和，通风透气。由于入睡后基础代谢减弱，人的自卫功能较差，极易受凉感冒，故肾病综合征患者睡眠时千万要注意盖住腹部，预防感冒。

◆ 情志不佳往往是病情反复、血压波动的重要原因。肾病综合征病程长，患者一定要有战胜疾病的信心，巧妙地调节情志，如花鸟自娱、练习书法、阅读、弈棋等均可愉悦心情，促进健康。

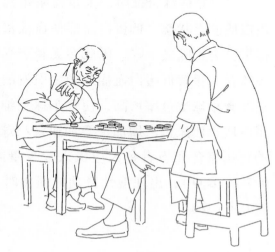

◆ 肾病综合征患者应节制性生活。在病情恢复期，血压正常，尿检未见异常时偶有性生活对健康无碍。如果在高度水肿、血压高、有低蛋白血症时勉强进行性生活，却对病情稳定有害无益，甚至因此致使病情恶化。因此，肾病综合征患者性生活要节制。

★ 肾病综合征患者怎样进行饮食调养

饮食多样化

肾病综合征患者往往由于病情而致食欲不振，所以应将膳食配制得多样化，尽量做到色、香、味、形的完美统一，可引起食欲。

饮食宜清淡、易消化

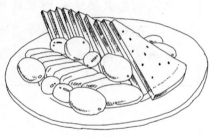

肾病综合征患者大都由于胃肠道黏膜水肿及腹腔积液（腹水），影响消化吸

收，所以饮食上需要注意食用清淡、易消化的食物。烹调油视病情的变化，每日可用30~40克，宜多吃经过精炼的色拉油或花生油、菜籽油、豆油等植物油，少用动物油。

适当摄入蛋白质

患有肾病综合征时，大量血浆蛋白从尿中排出，人体蛋白降低而处于蛋白质缺乏状态。低蛋白血症使血液渗透压下降，致使水肿顽固难消，机体抵抗力也随之下降。因此在无肾衰竭时，早期应给予较高的高质量蛋白质饮食，缓解低蛋白血症及随之引发的并发症。但高蛋白饮食可使肾血流量及肾小球滤过率增高，使肾小球毛细血管处于高压状态，同时摄入大量蛋白质也使尿蛋白增加，会加速肾小球的硬化。因此，对于慢性、非极期的肾病综合征患者每天应摄入较少量高质量的蛋白质（每日每千克体重0.7~0.8克）；出现慢性肾功能损害时，则应低蛋白饮食（每日每千克体重0.65克）。

★ 蛋白质是什么

蛋白质是由氨基酸作为基本单位所构成的复杂结构。人体内有20种氨基酸，它们以不同的方式结合形成各种各样的蛋白质，以供机体用于制造细胞、合成激素和酶等。我们的肝脏能够合成其中11种氨基酸，另外9种氨基酸不能由人体所合成，只能通过食物获得，因此被叫做"必需氨基酸"。

当我们摄入含有蛋白质的食物时，蛋白质就会在身体中被降解成人体能直接吸收利用的氨基酸。

蛋白质的吸收始于胃和小肠，然后氨基酸进入血液，由血液将它们运送到被机体利用的部位，身体的细胞利用这些氨基酸合成新

的蛋白质。体内的蛋白质有几方面的作用：修复组织、合成激素和抗体及酶，帮助平衡体液和电解质，另外，蛋白质也能作为人体的能量来源。

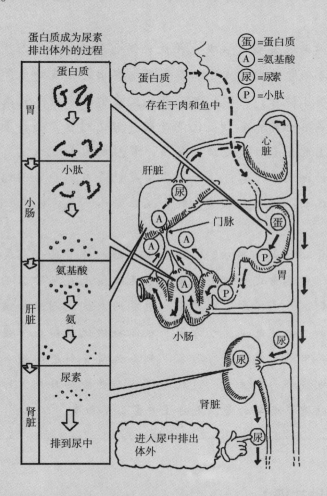

蛋白质成为尿素排出体外的过程

蛋=蛋白质
Ⓐ=氨基酸
尿=尿素
Ⓟ=小肽

胃 —— 蛋白质
小肠 —— 小肽
肝脏 —— 氨基酸
氨
肾脏 —— 尿素
排到尿中

蛋白质 存在于肉和鱼中
心脏
肝脏
门脉
胃
小肠
肾脏
进入尿中排出体外

　　虽然机体需要大量的多种氨基酸，但是我们日常摄入量往往可能超过机体的需要量。发生这种情况时，多余的氨基酸会被当作废物排出体外，这些废物主要通过肾脏从尿中排出。

★ 慢性肾病蛋白质营养的矛盾

慢性肾病患者时常陷入必须限制蛋白质摄入量的进退两难地步，摄入蛋白质会加重肾脏负担，不摄入蛋白质会营养不良。这是为什么？

这是因为在蛋白质被吸收并被机体利用后，其代谢废物也就产生了。健康的肾脏拥有成千上万个可以滤出这些废物的肾单位，然后由尿液排出体外。所以，即使摄入大量的蛋白质，健康的肾脏也可以轻而易举地排除蛋白质代谢废物。但是对于肾病患者来说，体内需要排出的氨基酸代谢废物越多，肾脏的负担就越重，这就意味着肾损害的加速。那么停止摄入蛋白质就是在保护肾脏吗？当然不是，如果我们不摄入蛋白质，就会发生营养不良，也进一步导致疾病的加重。

这个矛盾该如何解决呢？办法就是摄入适量的优质蛋白质以维持健康，同时尽量减少体内多余的氨基酸量来减轻肾脏的负担，营养学上做到这一点的方法就是摄入适量的产生代谢废物最少的优质蛋白质食物，也就是说，一方面为机体提供优质蛋白质使机体最有效地利用其中的氨基酸，同时又限制非优质蛋白质的摄入量以减少蛋白质代谢废物的产生量。这就是低蛋白饮食的原则，即慢性肾病患者既要注意蛋白质的量，更要注意蛋白质的质。

控制钠盐摄入

水肿时应进低盐饮食，以免加重水肿，一般以每日食盐量不超过 2 克为宜，忌食腌制食品，少用鸡精及食碱。当水肿消退、血浆蛋白水平接近正常时，可恢复普通饮食。

限制脂肪和胆固醇

肾病综合征患者常有高脂血症，可引起动脉硬化及肾小球损伤、硬化。因此应限制食用动物内脏、肥肉、某些海产品等富含胆固醇及脂肪的食物。

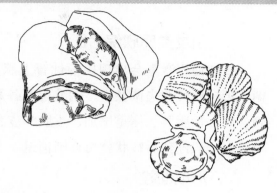

供给足量的矿物质和维生素

由于肾病综合征患者肾小球基膜的通透性增加，尿中除丢失大量蛋白质外，同时还会丢失与蛋白质结合的某些元素及激素，致使人体钙、镁、锌、铁等元素缺乏，故应给予适当补充，同时应摄入富含维生素的食物以增强机体免疫力。

★ 在治疗肾病综合征的过程中必须使用大剂量且长期的激素类药物，较容易出现副作用和并发症，主要有

诱发或加重感染

使用激素后，会使机体抵抗力降低，隐匿感染灶扩散，容易发生新的感染。由于抗病能力较低，肾病综合征患者极易并发肺炎、皮肤感染及原发性腹膜炎。在使用激素后，这些感染更易发生。激素还可诱发肾病综合征复发，所以，在使用过程中应预防感染，一旦出现感染症状应立即治疗，但不宜改变激素用量。还需要注意的是，在用大剂量激素治疗时可能会引起白细胞增多［白细胞数可上升到（10~20)×10^9/升］，因此，要综合分析，不能一发现白细胞增多就认为发生了感染。

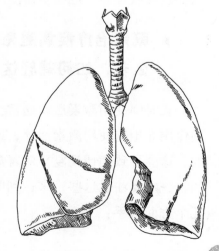

😊 引发类库欣综合征

长期使用激素会出现医源性肾上腺皮质功能亢进症。主要表现为脂肪、糖、蛋白质代谢失调及水、钠潴留等各系统的功能紊乱。常见的症状：满月脸、向心性肥胖、体重增加、皮肤痤疮、多毛、高血压、肌肉萎缩及骨质疏松等。一般停药后症状就可逐渐消退。

😊 形成血栓

肾病综合征患者在使用激素治疗后，血栓发病率要比使用之前高。尤其是合并感染时，更容易出现静脉血栓。

😊 影响精神状态

长期大剂量使用激素的患者会出现激动、失眠等症状，个别患者还会出现精神障碍。因此，有精神病倾向、精神病和癫痫病史的患者不宜使用激素。在常用的几种激素中，精神副作用最大的是地塞米松。

😊 使用激素的治疗过程中还可能出现生长发育障碍、无菌性股骨头坏死等

如果出现严重的副作用，很多人会考虑停药。但是停药一定需慎重，必须缓慢地减少用药量。如果突然停止或减量，轻者会出现激素反跳，重者则会出现外源性皮质类固醇戒断综合征，甚至出现急性肾上腺皮质功能不全、循环衰竭或昏迷，危及生命。

★ 既然治疗疾病避免不了使用激素，而激素的副作用又这么多，如何减轻这些副作用

长时间使用激素后，通常会出现多种副作用，但尽管如此，因惧怕这些副作用而拒绝使用激素治疗，或是在使用过程中擅自停用的做法都是不可取的，这会导致病情反复，对肾病的治疗非常不利。所以，在使用激素治疗期间，一定要注意这些，来达到明显减少副作用和并发症的效果。可以从以下几个方面入手：

预防呼吸道感染

上呼吸道感染是一种常见病，也是迫使激素治疗中断及肾病复发的主要诱因，所以，应将预防上呼吸道感染放在重要的位置上。加强预防环节的重点是，随天气的变化及时增减衣物；尽量少带或不带患者去人员密集的场所；防止中暑、受凉及交叉感染；保持室内空气新鲜、流通，保持适宜的温湿度。

预防皮肤和口腔感染

激素会使身体的免疫力下降，所以当皮肤损伤或者口腔不洁时，就特别容易诱发感染。为了避免感染，首先应该注意勤洗澡、洗手和洗脚，以保持皮肤清洁；其次要注意洗澡时不宜过于用力，防止擦伤皮肤，并防止刀、剪等锐利器具对皮肤的损伤；最后要注意口腔卫生，做到勤漱口（包括饭后及服药后用温开水漱口）和每日刷牙2~3次。勤检查口腔，如果发现有口腔炎症或溃疡时，要及时去医院口腔科诊治。

避免过度劳累

外出活动有利于预防激素的高血凝副作用和骨质疏松的并发症，所以如果肾病综合征患者的病情比较稳定，可以适当进行外出活动。但是活动要适量，千万不能过度，以免因劳累诱发加重肾病。许多专家建议，患者夜间的睡眠一定要得到保证，每天不少于8小时（儿童应保持8~10小时），白天要有午睡，时间不少于0.5~1小时。如果患者活动后感到疲乏或劳累，应及时卧床休息，以缓解疲乏。

注意饮食

饮食方面应注意低盐，蛋白质和热量适量摄入即可。可多吃些对身体恢复有利的蔬菜和水果，也可多喝些菜汤和瘦肉汤，以此来增强患者的体力，提高免疫力。

肾 积 水

　　肾积水是指尿路梗阻时，肾脏分泌的尿液排出障碍，积聚在肾脏内，时间长久后，肾盂扩张称肾积水。

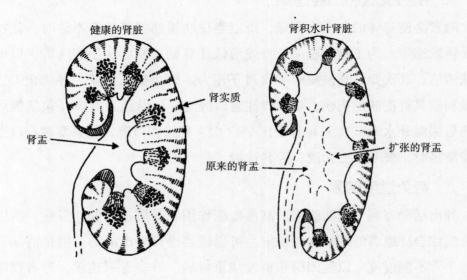

健康的肾脏　　　　　　　　　　　　　　　　肾积水叶肾脏

肾实质

肾盂　　　　　　　　　　　　　　　　　扩张的肾盂

原来的肾盂

★ 肾积水的形成

肾积水可分为原发性和继发性两种。

🔹 原发性

原发性肾积水又称先天性肾积水、自发性肾积水、特发性肾积水，最主要的病因是肾盂输尿管连接部的梗阻。往往由于这个部位的肌细胞被大量胶原纤维分离，失去了正常的排列，不能有效地传递来自起搏细胞的电活动，阻断了正常蠕动的传送。原发性肾积水多由机械性梗

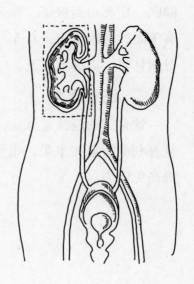

阻所致，原因主要有：

◆ 异位血管，如来自肾下极的迷走血管压迫。

◆ 纤维条索。

◆ 输尿管肾盂高位连接。

◆ 肾盂输尿管连接部狭窄和瓣膜。

◆ 膜性粘连造成的局部输尿管迂曲，先天性肾积水也可以是由动力性原因造成的，如节段性无动力性功能失调。

继发性

继发性肾积水多由于泌尿系的其他疾病所致，通过常规检查一般都可以找到原发的疾病，有些疾病则需要通过特殊的检查（如 CT、磁共振成像等）才能明确诊断，这些疾病主要包括：

◆ 上尿路的梗阻性病变，如肿瘤、息肉、结石、结核、炎症、损伤、畸形、憩室、肾下垂等。

◆ 上尿路外部的压迫，腹部，盆腔或腹膜后的肿块，特发性腹膜后纤维化，异位血管，妊娠期和月经期充血的卵巢静脉压迫。

◆ 下尿路梗阻性病变，前列腺增生症，前列腺癌，尿道狭窄，膀胱输尿管反流等。

★ 引起肾积水的尿路梗阻可分为急性和慢性两类，急性梗阻可使肾脏在短时间内功能完全丧失，肾积水的症状不很明显；而慢性梗阻可使肾脏积水超过 1000 毫升。肾积水一旦并发感染，若梗阻不及时解除，就会加速破坏肾脏，形成恶性循环，甚至发展为脓肾。

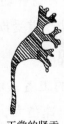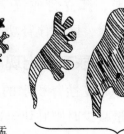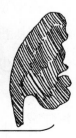

正常的肾盂

肾积水时肾盂

尿路造影图

自查

尿液能否正常排出取决于尿路是否通畅。如果尿路任何部位的管道出现狭窄、阻塞或神经肌肉的正常功能紊乱，尿液通过时都会出现障碍，造成尿流梗阻。梗阻以上部位因尿液排出不畅而压力增高、管腔扩大，最终会导致肾积水、扩张，肾实质变薄，肾功能减退。若双侧梗阻，则会导致尿毒症。

★ 肾积水的症状

肾积水常无典型的临床表现，主要表现为原发病的症状和体征。

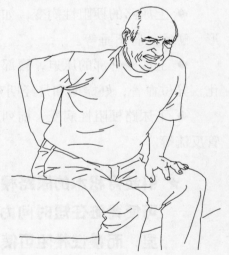

💧 腰痛

腰部酸痛是最常见症状，可为持续性钝痛或坠胀不适。

💧 腰腹部肿块

起初始于肋缘下，逐渐向侧腹部及腰部延伸，大者可越过中线，为表面光滑的囊性肿块，边缘规则，有波动感，压痛不明显。

💧 少尿或无尿

若双侧肾脏，孤立肾或仅一侧有功能的肾脏出现积水，同时伴肾功严重受损害的患者，则出现少尿或无尿。

💧 少尿与多尿交替出现

见于一部分原发性肾积水的患者，可于1次大量排尿后肿块骤然缩小，疼痛减轻，尿量减少时则肿块迅速增大，疼痛加重。

高血压

重度肾积水患者中约 1/3 出现高血压，呈轻度或中度升高，可能由于扩张的肾盂肾盏压迫小叶间动脉引起肾实质缺血所致。

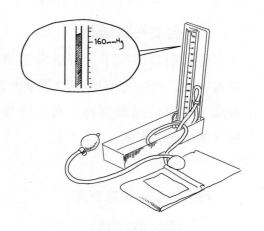

血尿

一般为镜下血尿，并发感染，结石或外伤后血尿加重。

温馨提示：什么是镜下血尿？

血尿反映的是尿中红细胞的多少。一般可分为镜下血尿和肉眼血尿两种。在用显微镜观察尿液样本时，一个高倍视野内每10个计为（ ＋ ）20个计为（ ＋＋ ），40个计为（ ＋＋＋＋ ）。镜下血尿是指在显微镜一个高倍视野内红细胞数在40个以下的血尿，一般肉眼观察不能发现。4个＋以上，肉眼即能看到尿呈红色，同时经显微镜检查红细胞数超过40个，为肉眼血尿。因此，肉眼血尿要比镜下血尿严重，但凡是出现血尿均应做进一步详细检查。

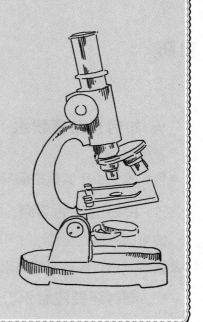

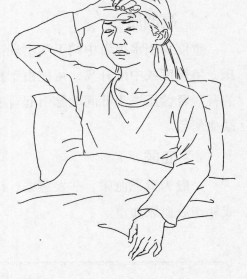

🌀 自发性肾破裂

在无创伤情况下，因继发感染致肾盂破溃，造成肾周围血肿及尿外渗，表现为突发性腰腹疼痛，有广泛性明显压痛伴肌肉紧张。

🌀 发热

继发感染时体温升高。

🌀 消化道症状

可有腹痛、腹胀、恶心、呕吐，大量饮水后上述症状加重。

🌀 双侧梗阻出现慢性肾功能不全，尿毒症

自防

★ 如何预防肾积水

肾积水是由于其他疾病导致的继发症，因此预防肾积水关键在于

🌀 良好的生活习惯，保证身体健康

健康的身体是生活、工作的根本保证，所以我们一定要养成良好的作息以及饮食习惯，保证身体健康。

🌀 同时还要注意积极预防和治疗一些容易导致肾积水的原发疾病

结核病：肾脏结核会导致肾积水，所以肺结核或其他结核患者，应进行尿检查，以早期发现肾结核，早期治疗。如果确诊肾结核，应补充高热量及

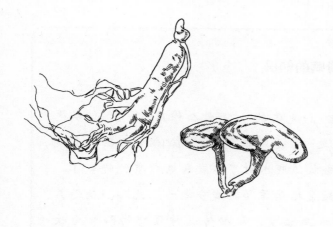

高质量蛋白质，且需乳类；大量补充维生素 A、维生素 B、维生素 C、维生素 D；多食新鲜蔬菜、水果及各种清淡富含水分食品，以保持排尿、便通畅，加强利尿作用。久病体虚患者宜进食滋补品。

尿路梗阻：尿液顺利排出体外是身体新陈代谢的重要一环，所以平时要有意识地保证尿路的畅通。多喝水，不憋尿。如果有导致尿路梗阻的疾病，如泌尿系统结石等，要积极配合治疗，遵医嘱，才能避免肾积水的发生。

自养

★ 肾积水患者在日常生活中需要注意

应限制每日盐和水的摄入量

尤其是有水肿、高血压、心力衰竭（心衰）者，因为不限制盐的摄入量可加重肾脏的负担，加重水钠潴留，使水肿难以消退，还会引起血压升高。如果是单侧肾积水，不必限制饮水量，如果双侧肾积水，有肾功能障碍表现，要限制每日的进水量。对于肾积水没有水肿或高血压者可不必限盐，每日食盐量与正常人一样即可。

温馨提示：关于钠和肾病的知识

◆ 钠在体内的作用

我们每天都要吃盐，盐（氯化钠）有什么作用呢？盐（钠化氯）是电解质的主要来源之一。电解质是控制机体组织和细胞中液体进出必不可少的物质。当机体脱水时，体液和电解质就流失了。这就是为什么运动型饮料经常把钠作为其成分之一。此外，钠还具有以下的作用：调节血压和血容量、帮助传送神经冲动和肌肉收缩、调节血液酸碱度及平衡体液等。

◆ 满足人体需要的钠量

健康人群的钠摄入量是每天2400毫克或更少，相当于6克盐。但是按照我国的饮食习惯，许多人的钠摄入量远远超过了这一推荐量，营养调查表明我国居民的钠平均摄入量为每天7000～7200毫克。大量的钠存在于加工食物中，如一片面包含钠150毫克，单是每顿吃两片面包，一天就会摄入900毫克钠。

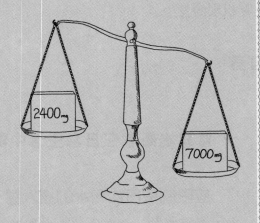

许多人还没有意识到他们正在吃的食物中"潜藏"着许多钠。

◆ 钠是如何影响慢性肾病患者的

虽然钠对于人体的生理活动来说是必不可少的，但是摄入过多的钠对于慢性肾病患者来说是非常有害的。钠的作用之一是帮助机体保持正常的电解质和水分稳定平衡，但慢性肾病患者的肾脏无法排除体内多余的钠和液体。当过量的钠和液体蓄积在组织和血液中时，血压就会升高，这会让患者十分不适。高血压也是慢性肾病患者的大敌。高血压会对不健康的肾脏造成更多的损害。这种损害会使肾功能进一步下降，从而导致更多的体液和代谢废物滞留在体内的恶性循环。另外，与钠有关的其他并发症还包括腿、手和眼睛等处的明显水肿、心衰、呼吸短促等。

增加能量的摄入

增加能量摄入并不意味着可过多进食含蛋白质丰富的食物。肾积水患者的能量摄入主要依靠碳水化合物及脂肪类食物，减少蛋白质的摄入量可减少血中的氮质滞留，减轻肾脏的负担，从而延缓慢性肾衰竭的进程。

温馨提示：关于能量

◆ 什么是能量

我们中的大部分人可能在日常的生活中早已经听说过能量（卡路里）了，但是它们到底是什么呢？

能量就像汽车的燃料，我们的身体需要能量就像汽车需要燃料。身体利用食物作为燃料来供给身体所需要的能量。能量来源于碳水化合物、蛋白质和脂肪三大营养素，而食物中含有的无机盐、维生素等并不能供给能量。能量可维持生命活动和补充劳动消耗的能量，所以，机体必须每天从各种食物中取得能量，以满足机体对能量的需要。

当我们进行各种日常的活动、锻炼甚至睡觉时，身体都需要消耗能量。如果摄入的能量比消耗掉的能量多的话，体重就会增加；如果摄入的能量比消耗掉的能量少，则体重就会减轻。

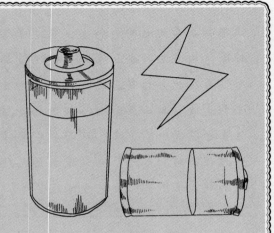

◆ 一天需要多少能量

我们一天需要多少能量呢？这取决于我们的年龄、身高、理想体重、运动量等。目前，权威医学机构推荐，大多数慢性肾病患者每日的能量摄入量按理想体重计算应为35千卡每千克体重，以保证提供充足的能量。

不能吃富含草酸盐的食物

富含草酸盐的食物包括豆类、甜菜、芹菜、巧克力、葡萄、青椒、香菜、菠菜、草莓及甘蓝菜科的蔬菜。也应避免酒精、咖啡因、茶、巧克力、无花果干、羊肉、核果、青椒、红茶、罂粟子等。

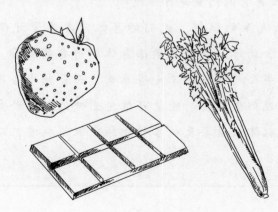

日常应戒吃高胆固醇的饮食

高胆固醇的饮食如动物内脏、鱿鱼、肥肉、鱼、墨鱼等。忌食用酒及辛辣性食物，少食油腻及含动物蛋白多的荤腥食物。

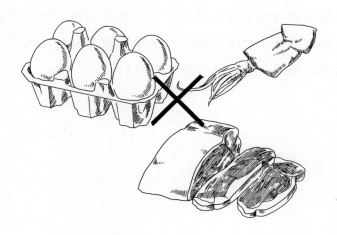

肾衰竭

　　肾衰竭是指肾脏功能全部或部分丧失的病理过程。极度的肾衰竭，就是终末期肾病，也就是俗称的尿毒症。急性肾衰竭可引起急性尿毒症；慢性肾衰竭可引起慢性尿毒症，两者在临床上极为相似。

急性肾衰竭

急性肾衰竭是指各种原因引起的肾功能在短时间（几个小时至几天）内突然下降而出现的临床综合征。这种肾功能的下降可发生在原来无肾功能不全的患者，也可发生在原已稳定的慢性肾脏病患者，突然出现急性恶化。

自查

★ 急性肾衰竭分期和症状

临床病程典型可分为三期：少尿期、多尿期和恢复期。

少尿期

持续时间：典型的为 7~14 天，但也可短至几天，长至 4~6 周。

许多患者可出现少尿（少于 400 毫升每天）或无尿（少于 100 毫升每天）。但也有些患者可没有少尿，尿量在 400 毫升每天以上，称为非少尿型急性肾衰竭。不论尿量是否减少，随着肾功能减退，临床上均可出现一系列临床表现：

◆ 由水、钠潴留引起的症状

全身水肿，血压升高。

肺水肿：端坐呼吸、咳血沫痰、两肺满布湿啰音。

心力衰竭。

脑水肿：衰弱无力、头痛、食欲不振、视物模糊、嗜睡、躁动、惊厥、昏迷等一系列精神及神经症状。

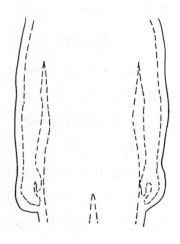

◆ 由电解质和酸碱平衡紊乱引起的症状：代谢性酸中毒、高钾血症、低钠血症、低钙高磷血症。

◆ 尿毒症症状：各种毒素在体内蓄积引起全身各系统的中毒症状。

消化系统：食欲减退、恶心、呕吐、腹胀、腹泻等。

呼吸系统：除肺水肿合并感染的症状外，尚有呼吸困难、咳嗽、憋气、胸痛等。

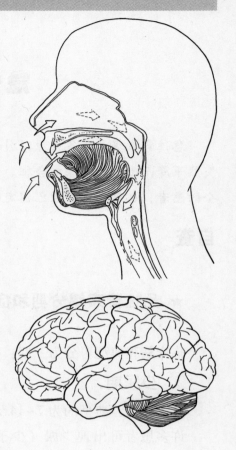

循环系统：严重的心肌病（由于毒素潴留、高钾血症、严重贫血及酸中毒），难以控制的心律失常和（或）心力衰竭（由于尿少、体液过度负荷、高血压及电解质紊乱）。

中枢神经系统：意识障碍，躁动、谵语、抽搐、昏迷等。

血液系统：出血及轻度贫血现象，病情危重由于进食少、营养不良及免疫力低下，易合并严重感染，常为呼吸道和泌尿系感染。

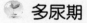 多尿期

随着时间的推移，开始出现多尿症状，一般在少尿期后 7~14 天，如在 24 小时尿量增至 800 毫升以上，即为多尿期开始。一般历时 14 天。

◆ 少尿型患者开始出现利尿，可有多尿表现，每日尿量可达 3000~5000 毫升，或更多。

◆ 多尿一周后，血尿素氮、血肌酐水平开始下降，尿毒症症状逐渐改善。由于多尿期因大量水和

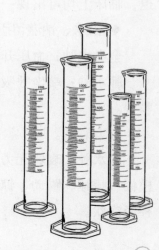

电解质随尿排出，导致出现脱水及低血钾、低血钠等电解质紊乱症状。

恢复期

恢复期可无症状，或虚弱、无力、消瘦。肾小球滤过功能一般 3~6 个月恢复，但部分肾小管浓缩功能不全可持续 1 年以上。

少数患者肾功能持久不恢复，提示存在永久性肾损害，可呈慢性肾功能不全或衰竭的表现，甚至需要长期透析治疗维持生命。

自防

大部分急性肾衰竭患者往往在发病前存在感染或者其他严重的疾病。能增加急性肾衰竭风险的高危疾病人群有：糖尿病、高血压、心力衰竭、肥胖、长期慢性肾病以及在医院准备接受肾病手术的人群。

★ 那么这些高危人群需要注意

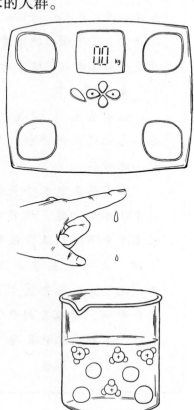

◆ 维持液体量的平衡，输液量需要计算来确定。

◆ 每天记录体重。

◆ 监控血压变化。每天都要测量几次血压。

◆ 谨慎用药。开始新治疗和服用新的药物需要格外注意对比考虑，确保不会加重肾脏负担。

◆ 经常抽血进行检验，监控电解质的变化。

◆ 进行饮食定量。每天摄入的糖水化合物至少要求在 100 克左右，而蛋白质会受到一定的限制。

温馨提示：几个能反映肾脏功能的指标

能够反映肾功能状况的主要指标有以下几个：

◆ **血肌酐**

测定血肌酐水平是判断肾脏功能是否衰竭的重要指标。血肌酐受到饮食的影响较小，能更好地反映肾小球的功能，同时，对于判断肾脏病情的轻重及预后，血肌酐指标也有着重要的临床意义。

◆ **内生肌酐清除率**

内生肌酐清除率（Ccr）可客观地反映肾小球的滤过功能。

正常值为80～100毫升/分。当 Ccr 为50～70毫升/分时，则说明患者处于肾功能不全代偿期，没有临床症状；当 Ccr 为20～50毫升/分时，则说明患者处于肾功能不全失代偿期，表现为乏力、轻度出血、食欲减退；当 Ccr 为10～20毫升/分时，则说明患者处于肾衰竭期，表现为贫血、代谢性酸中毒等；当 Ccr 小于1毫升/分时，则说明患者已经发展为尿毒症，酸中毒明显，全身各系统中毒严重。

◆ **血尿素氮**

血尿素氮（BUN）是人体蛋白质的代谢终产物，可用来反肾小球功能。

血中尿素氮水平虽然可以反映肾小球的功能，但只有当肾小球滤过率下降到正常值的一半以下时，血尿素氮才会显示出异常。此外，血尿素氮容易受其他因素影响，所以在判断肾小球功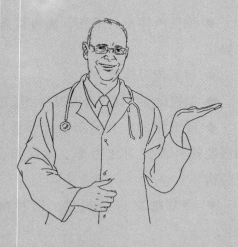能时，不如血肌酐准确。当血尿素氮水平大于8.9毫摩/升时，则说明出现了氮质血症。

◆ 尿比重和尿渗透压

临床上常用尿比重和尿渗透压来测定远端肾小管的浓缩和稀释功能。

当尿比重或尿渗透压过低时，则说明远端肾小管浓缩功能减退。另外，尿比重在区分糖尿病和尿崩症上有重要作用。这两种疾病都有多尿的症状，但是尿崩症的尿比重低，而糖尿病的高。这是因为，当患有尿崩症时，由于抗利尿激素缺乏，导致尿比重很低；而当患有糖尿病时，由于胰岛素缺乏，过量的血糖会从尿中排出，葡萄糖浓度过大，尿比重增高。

◆ 尿酚红排泄试验

酚红会在碱性条件下呈红色，这是一种对人体无害的染料。由于注射到静脉的酚红大部分都由肾小管分泌而出。因此可作为检查远端肾小管功能的试剂。静脉注射15分钟时的酚红排出值较有临床价值。当肾小球疾病使肾血流量减少时，酚红排泄量也会随之减少。

◆ 肾图

通过肾图可以了解总肾功能、两侧肾功能和血液供应情况、两侧上尿路通畅情况和上腹部肿块，可以作为肾脏病鉴别诊断的依据，并可用于监测肾移植。

自养

★ 急性肾衰竭的饮食调养原则

急性肾衰竭是指各种原因所引起的急性少尿或无尿，含氮的代谢废物排出量急剧减少，出现氮质血症以及水、电解质和酸碱平衡紊乱，并且产生一系列循环、呼吸、神经、消化、内分泌、代谢等功能变化的临床综合征。

那么急性肾衰竭患者的饮食调养主要原则应该是结合病情，通过饮食维持机体的氮平衡，补充患者流失的营养物质，供给充足热量，利于修复组织，使患者渡过危险期，维持生命。患者饮食要本着以下原则：

供给充足的热能

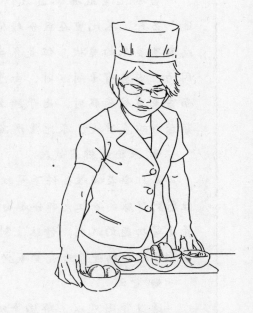

热能的供给量与患者的年龄大小、性别、身高、体重、病情等因素相关，所以在制定饮食计划前应该询问医生或营养师。由于少尿期患者多卧床休息，运动量少，食欲较差，一般每天摄入热量维持在4180~6270千焦即可。需要注意的是，热量供给应以易消化的糖类为主，同时应减少蛋白质摄入，这样才能减轻肾脏负担并且能防止毒物潴留。同时，足够的糖类可防止或减轻酮症酸中毒及高血钾症状。

供给充足的维生素

患者因病情变化常可导致体内水溶性维生素水平下降，少尿期应注意从膳食中补充富含 B 族维生素及维生素 C 的食物，以利于损伤组织的修复。如蛋白质摄入量小于 50 克/日时，可补充维生素制剂，并另加补叶酸 5 毫克，钙 100~300 毫克，但高钙血症时不宜补钙。

限制蛋白质摄入量

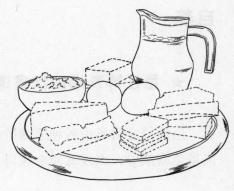

少尿或无尿期如果不严格限制蛋白质摄入量，会造成大量氮持续滞留和酸性物质积聚。由于患者体内分解代谢增加，机体组织消耗巨大，常伴有出血、创伤及尿毒症现象，故只能在初期严格

限制蛋白质，一旦病情好转，应及时逐渐增加摄入量。少尿期一般不供给蛋白质或供给极少量优质蛋白质，每日约 16 克（在病情允许的情况下）。当病情转至多尿期时，蛋白质每日供给可达 45 克，其中优质蛋白质应占 50% 以上。

 温馨提示：什么是低蛋白饮食？

一般来说，健康人每日蛋白质的需要量大约为80克，占膳食总能量的12%~14%。在患有肾病或肝病时，膳食蛋白质摄入量需要减少至总能量的4%~8%。中国营养学会推荐的健康人蛋白质摄入量按理想体重计为每天每千克体重1.2克，将每天蛋白质的摄入量限制在此标准以下的饮食就叫做低蛋白饮食。

事实上，低蛋白饮食并不只是减少蛋白质摄入量那么简单，实施时还需要注意以下事项：

◆ 低蛋白饮食是一种营养不均衡的饮食，很可能会导致营养不良，所以需要在医学监护下实行，不能自己随意搭配。

◆ 因为蛋白质摄入量的减少，所以摄入量的2/3应由优质蛋白质提供。

◆ 低蛋白饮食应提供充足的能量，以保证所摄入的优质蛋白质能够被机体有效地利用。

◆ 选择优质蛋白质时，还需要考虑钙、磷等摄入量。

总之，低蛋白饮食的实施需要系统科学地进行，患者在应用之前要详细咨询营养师或者医生，再制定合理的低蛋白膳食计划。

💧 控制入液量

对于少尿期患者来说，必须严格控制水分的摄入量，使水分出入量基本保持平衡。每日水的进量，包括注射液量、饮食中的含水量和饮水量，应约等于前一日液体排出量，包括尿、粪便、呕吐物等，加

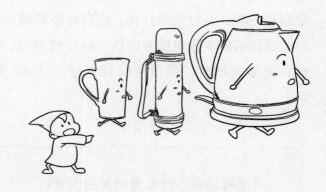

500 毫升，这部分大约相当于从皮肤、呼吸道排出的不显性失液量减去代谢产生的水量。如有呕吐及腹泻症状时，可酌情增加饮水量，不能口服的患者可以考虑静脉补充。有发热者，体温每升高 1℃，也应酌情增加入水量。

💧 适量供给钠、钾、钙和磷等矿物质

对于矿物质的补充应根据患者血、尿化验的结果来决定供给量。

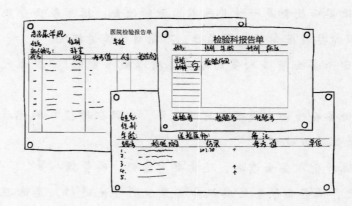

当出现水肿、高血压症状时，应及时限制钠盐，推荐每日限食盐 1.5～3 克。

当出现血钾升高的症状时，患者应选食含钾低的鲜果汁及蔬菜，如南瓜、西葫芦、冬瓜、茄子、芹菜、大白菜等。含钾高的食物可通过冷冻、加

水浸泡或弃汤汁等方法，减少钾的含量。少尿期临床常伴有高钾血症，血钾水平与机体新陈代谢状况关系密切，如合并感染、发热、疼痛等均能影响血、尿中的钾含量，这时的血钾量一般维持在 3.5~4.0 毫摩/升为宜。病程处于多尿期时，钾随尿排出较多，此时应注意补钾。

晚期患者肾脏合成活性维生素 D_1 的功能发生障碍，造成钙质吸收不良，易产生骨质疏松，临床应注意补充。

肾衰竭患者也常见血磷升高症状，因此应设法减少磷的摄入量。磷多存在于动物性蛋白质食品及谷类、豆类食品中。所以在低蛋白质膳食中磷的摄入量无形中也有所减少，但需要注意的是在恢复期蛋白质摄入量逐渐增多的情况下，要注意避免膳食中含磷量过多。专家建议，膳食中每日磷摄入量以450~700 毫克为宜。

慢性肾衰竭

各种慢性肾脏疾病，随着病情的恶化，肾单位被破坏，残存有功能的肾单位不足以充分行使肾脏的功能，随着产生一系列症状的过程，叫做慢性肾衰竭。慢性肾衰竭发展呈渐进性，病程迁延，病情复杂，常以尿毒症为结局而导致死亡。

★ 哪些疾病会导致慢性肾衰竭

各种慢性肾病均可引起慢性肾衰竭。

◆ 慢性肾炎，为比较多见的导致慢性肾衰竭的疾病

◆ 慢性肾盂肾炎

◆ 肾小球动脉硬化

◆ 肾结核

◆ 糖尿病肾病

◆ 红斑狼疮性肾炎

其他途径如导致下列情况产生，也有可能诱发慢性肾衰竭。

◆ 感染，为最常见诱因

◆ 摄入过多蛋白质

◆ 水电解质代谢紊乱

◆ 有效循环血流量减少

★ 慢性肾衰竭有哪些常见的并发症

心血管系统

心血管疾病是慢性肾衰竭常见并发症，容易造成严重后果。主要的并发

症有高血压、心力衰竭、心包炎和心肌病。

高血压：大部分患者有不同程度的高血压，个别可为恶性高血压。出现高血压后可使肾功能进一步减退，肾功能减退又使血压进一步升高，造成恶性循环，最后发展为恶性及顽固性高血压，可导致动脉硬化、左心室肥大和心力衰竭。

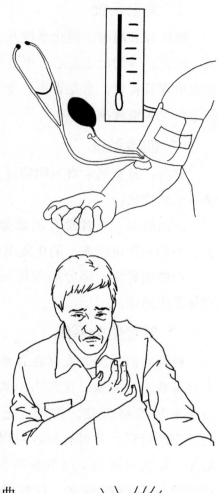

心力衰竭：心力衰竭很危险的并发症。大都与水钠潴留及高血压有关，但亦有部分病例可能与尿毒症心肌病有关。患者常感到乏力、心悸、气短、端坐呼吸、咳血性泡沫痰，并出现颈静脉曲张及水肿。体检可发现肺部湿啰音、心脏扩大、心率增快及奔马律等。

心包炎：患者感心前区刺痛或挤压痛，心前区可闻及心包摩擦音，常伴有心力衰竭症状。出现心包积液后，心包摩擦音消失，心音减弱，重症不能平卧，颈静脉曲张，心界向两侧扩大。

心肌病：心肌病患者感胸闷、气促、心前区不适，重者可出现心力衰竭症状，检查见心脏扩大，心率加快并出现奔马律或心律失常。心电图示心肌肥厚及劳损图形，心律失常或传导阻滞图形。超声心动图示左室舒张末期容积增大，左室内径缩短，射血分数正常或稍增高。

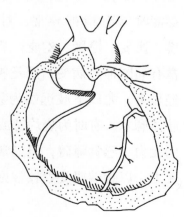

消化系统

慢性肾衰竭时，消化系统几乎每一部分均可累及。最早症状常为食欲不振、厌食，继而出现恶心、呕吐等。口中可有尿味，口腔黏膜发生炎症，炎症也可累及食管。常见胃炎、十二指肠炎、多发性溃疡、黏膜水肿出血，结肠也可见肠壁溃疡。

血液系统

贫血：肾衰竭常有不同程度贫血，正细胞正常色素性贫血。可由贫血引起一系列症状。

出血倾向：患者常有出血倾向，可表现为皮肤淤斑、鼻出血、月经过多、外伤后严重出血、消化道出血等。

白细胞异常：部分病例可减少。白细胞趋化、吞噬和杀菌的能力减弱，容易发生感染。

神经肌肉系统

神经肌肉系统并发症在肾衰竭早期主要为疲乏、失眠、注意力不集中。其后会出现性格改变、抑郁、记忆力减退、判断错误，并可有神经肌肉兴奋性增加，如肌肉颤动、痉挛和呃逆等。尿毒症时常有精神异常，对外界反应淡漠、谵妄、惊厥、幻觉、昏迷等。本病常有周围神经病变，感觉神经较运动神经显著，尤以下肢远端为甚，患者可诉

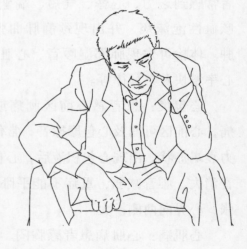

肢体麻木，有时为烧灼感或疼痛感、不宁腿综合征、深反射迟钝或消失、肌肉无力、感觉障碍，但最常见的是肢端袜套样分布的感觉消失。患者常有肌无力，以近端肌受累较常见。

✿ 呼吸系统

呼吸系统并发症主要是由于尿毒症毒素、水钠潴留及转移性钙化所致的尿毒症性支气管炎、肺炎及胸膜炎、肺钙化。肺活量和动脉血氧含量降低。

自查

★ 慢性肾衰竭的发展过程

由于肾脏具有强大的代偿储备能力，引起慢性肾衰竭的各种疾病并非突然导致肾功能障碍，而是呈现一个缓慢而渐进的过程。

✿ 肾储备功能降低期（代偿期）

肾实质破坏尚不严重，肾脏能维持内环境稳定，无临床症状。内生肌酐清除率在正常值的 30% 以上，血液生化指标无异常。但肾脏储备能力降低，在感染和水、钠、钾负荷突然增加时，会出现内环境紊乱。

✿ 肾功能不全期

肾实质进一步受损，肾脏已不能维持内环境稳定，可出现多尿、夜尿、轻度氮质血症和贫血等。内生肌酐清除率降至正常的 25%~30%。

✿ 肾衰竭期

内生肌酐清除率降至正常的 20%~25%。临床表现明显，较重氮质血症、酸中毒、高磷血症、低钙血症、严重贫血、多尿、夜尿等，并伴有部分尿毒症中毒的症状。

✿ 尿毒症期

内生肌酐清除率降至正常的 20% 以下，有

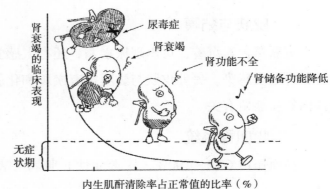

内生肌酐清除率占正常值的比率（%）

明显的水、电解质和酸碱平衡紊乱以及多系统功能障碍，并出现一系列尿毒症中毒症状。

 温馨提示：肌酐

肌酐是肌酸的代谢产物，成人体内含肌酐约100g，其中98%存在于肌肉，每天约更新2%。人体血液中肌酐的生成有内、外源性两种，如在严格控制饮食条件和肌肉活动相对稳定的情况下，血浆肌酐的生成量和尿的排出量较恒定，其含量的变化主要受内源性肌酐的影响，而且肌酐大部分是从肾小球滤过，不被肾小管重吸收，排泌量很少，故肾单位时间内，把若干毫升血浆中的内生肌酐全部清除出去，称为内生肌酐清除率（Ccr）。

★ **在肾功能不全期，患者常表现轻度疲乏无力，食欲减退，头晕，头痛，夜尿，多尿，尿比重降低和不同程度的贫血。**

★ **当进入慢性肾衰竭期，可出现**

皮肤与黏膜

皮肤黑色素沉着，可出现尿素霜，还有人感觉皮肤瘙痒，严重者抓痕遍身，易继发感染。另外皮肤与黏膜常有淤斑和化脓性感染等，这些改变均与体内氮质潴留有关。

心血管系统

高血压占60%～100%，尿毒症性心肌病可表现为心力衰竭、心律失常

等。尿毒症性心包炎占
25%~40%，患者可以感
到心前区闷痛、刺痛或
挤压性疼痛，其中30%~
40%有心包积液，重者则
发展为心脏压塞。

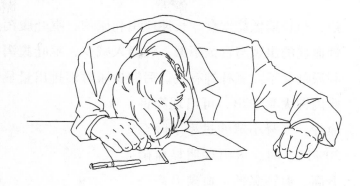

消化系统

可出现尿毒症性口
炎、胃炎、结肠炎，如口腔糜烂、口
有尿味、食欲不振、恶心、呕吐、腹
泻等。

神经系统

中枢神经系统早期可表现易疲
劳、记忆力减退、烦躁失眠；晚期可
出现尿毒症性脑病，嗜睡、谵语、昏
迷或狂躁等。周围神经病变可表现为
肢体麻木、肌无力、肌张力下降等，
与体内毒素的蓄积有关。

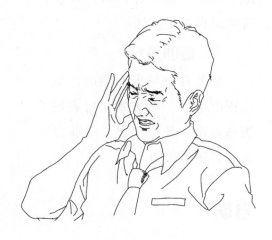

呼吸系统

呼气有氨味，由于贫血及酸中毒，呼
吸常稍快及加深，严重者可出现尿毒症性
肺炎，表现为剧烈咳嗽、气促。

水、电解质、酸碱平衡紊乱

水代谢紊乱一方面表现为浓缩功能下
降，每昼夜尿量及尿比重趋于固定，比重
低，夜尿多。电解质紊乱可出现低钠血

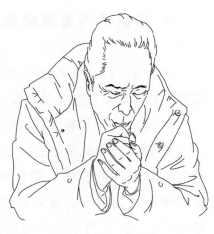

症，与长期低盐饮食、长期应用利尿剂、呕吐腹泻造成的钠丢失均有关。低钾血症的出现与食欲不振、钾摄入减少，呕吐腹泻引起的钾丢失，长期使用利尿剂又不注意补钾有关。后期少尿时钾排出量显著减少，加之酸中毒使细胞内钾大量逸出，可出现高钾血症。当肾小球滤过率下降至30%以下时，可出现明显血磷升高、血钙降低。血磷升高一般不出现严重症状，血钙降低时可出现手足抽搐。

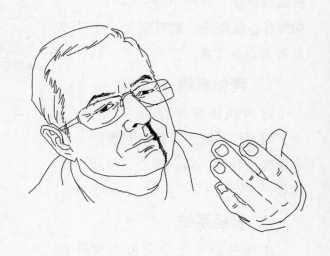

造血系统

显著贫血与出血倾向，贫血程度不一。出血倾向可表现为鼻出血、牙龈出血、皮肤淤斑及胃肠道出血。

自防

★ 预防慢性肾衰竭需注意

对于身体健康的正常人群来说，主要需要注意养成良好的生活习惯。

◆ 避免过于劳累及剧烈的运动。

◆ 避免或消除某些危险因素，如应用对肾脏有毒性的药物、严重感染、脱水、尿路梗阻（如结石、前列腺肥大症）、创伤等因素，经常性、高质量的随诊，可减少或避免这些危险因素发生，或及早发现

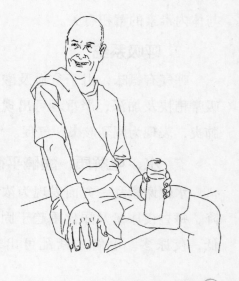

并加以纠正。

◆ 避免服用肾毒性药物。

◆ 预防各种感染。

◆ 积极治疗原发病如各种急、慢性肾小球肾炎、狼疮性肾炎、紫癜性肾炎或可能累及肾脏的疾病（如高血压、糖尿病），防止慢性肾衰竭的发生。

◆ 应用血管紧张素转化酶抑制剂不仅能控制高血压，而且能纠正肾小球高灌注、高滤过状态，有延缓肾衰竭发生的作用。

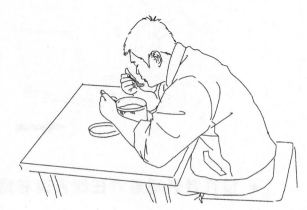

◆ 控制好血糖和血压。

◆ 饮食要节制。

对于已有慢性肾病的患者来说。

◆ 合理的饮食方案低蛋白、低磷和低脂饮食。血肌酐在 159.1 微摩尔/升时就应该限制蛋白摄入量。

自养

★ 慢性肾衰竭患者在日常生活中需要注意

◆ 慢性肾衰竭患者往往口中有氨味者，容易并发口腔炎，应加强口腔护理。

◆ 注意观察病情。应密切注意病情的变化，每天认真记录体重、血压、出入液体量和体内液体滞留的情况。如果出现呕吐、腹泻频繁的症状应注意是否是由于水、电解质紊乱造成的。

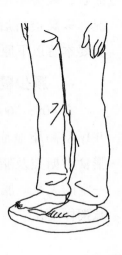

◆ 生活方面。由于代谢产物易使皮肤瘙痒，应及时护理，防止患者抓破皮肤，预防压疮。平时要注意保暖，防止受凉，预防继发感染。劳逸结合，增强机体免疫力。

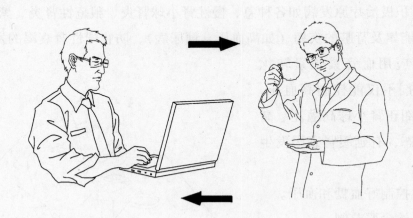

★ 慢性肾衰竭患者在饮食调养需要注意

慢性肾衰竭是慢性肾脏疾病或累及肾脏的系统性疾病所引起的慢性肾功能减退，以及由此产生的各种临床症状和代谢紊乱的综合征。通过饮食调养，可延缓肾衰竭进展，推迟开始透析的时间；可减少体内毒素，减轻患者症状，改善生活质量；可纠正各种代谢紊乱，减少并发症；可改善营养状况，提高透析后生存率。患者饮食调养要本着以下原则：

🌀 减少糖类与脂肪摄入

有40%～60%慢性肾衰竭患者合并Ⅳ型高脂血症，除内源因素外，与膳食中糖类及脂肪成分的比例较高有一定的关系。脂肪代谢紊乱易诱发动脉粥样硬化。

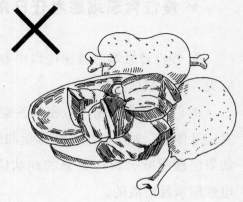

限制蛋白质的摄入量

肾衰后，蛋白质的代谢产物出现排泄障碍。因此，要减轻肾脏负担，就必须限制蛋白质的摄入量，控制在与肾功能相称的水平上。谷类食物含有较高的非优质蛋白质，在失代偿期后应适量减少主食，用部分含蛋白质较低的淀粉食品代替。同时，要在饮食中及时补充必需氨基酸或 α-酮酸，防止因长期摄入低蛋白质饮食而造成低蛋白质血症。

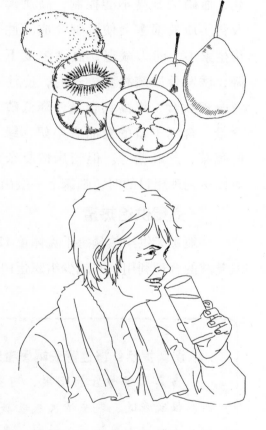

补充维生素

因代谢异常及营养摄入量不足，患者体内水溶性维生素水平会下降，又因钙、磷代谢异常影响活性维生素 D_3 的合成，因此补充各种维生素对患者也非常重要。

平衡出入液量

一般视排出量决定摄入量。排出量包括全日尿液、呼吸及皮肤蒸发、消化液等。一般经皮肤、呼吸的失水量为每日 700～1000 毫升，而食物进入体内经过代谢作用可产生的水分每日 300～400 毫升，两者相减后得出每日除排出尿液之外总失水量约为 500 毫升。故患者每日入液量可以前一日的排尿量再加上 500 毫升左右水作为补充量的参考。但当患者合并发热、呕吐、腹泻等症状时就应再多补充液体。当整体病情有所缓解后，入液量可在每日 1200 毫升左右。

合理补钙

肾小球滤过率降至 40~50 毫升/分时，磷的滤过排出将会减少，导致血磷升高。如果肾功能进一步恶化，血磷的升高不能控制，高血磷及肾实质的损害会使肾脏合成活性维生素 D，能力减退，血钙浓度下降，诱发骨质疏松症。这时，应注意合理饮食，提高钙含量，降低磷含量。含钙丰富的食品有牛奶、绿叶蔬菜、芝麻酱等。但当病情复杂难以达到理想目的时，临床上一般用药物制剂加以补充调整。

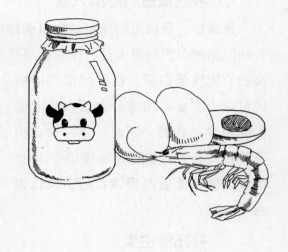

适量供给热量

一般每天供给热量每千克体重 125.4~146.3 千焦，以保证摄入蛋白质和氨基酸的合理利用，并减少组织蛋白质的分解。

温馨提示：慢性肾衰竭患者为何会出现性功能障碍

当患有慢性肾衰竭时，有些女性患者会出现月经不规则或闭经、性欲减退、乳房增大或乳房疼痛、压痛等症状；有些男性患者则会出现性成熟延迟、阳痿、睾丸萎缩、精子减少等症状。这些都是性功能障碍的表现，主要原因是由于患者体内激素出现异常，血液中的催乳素水平明显升高引起的。此外，如果患者情绪低落或抑郁，也会影响性功能。患者出现性功能障碍时，应主动把病情告诉医生，通过医生指导与用药使病情早日改善。

尿 毒 症

　　尿毒症不是一个独立的疾病，而是各种肾病晚期的综合临床症状。尿毒症是怎么引起的？尿毒症离自己远吗？由于人们对于尿毒症患病原因知识的缺乏，导致很多尿毒症患者都不知道自己是怎样患上尿毒症的。

★ 其实患上尿毒症的原因有很多。

- ◆ 肾小球疾病
- ◆ 感染性疾病
- ◆ 肾血管性疾病
- ◆ 梗阻性肾病
- ◆ 代谢性疾病
- ◆ 肾小管性肾病
- ◆ 中毒性肾病
- ◆ 先天性、遗传性肾病
- ◆ 其他原因

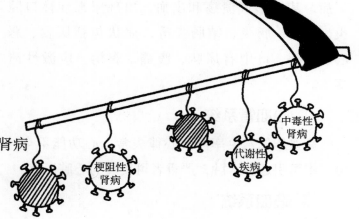

　　以上几种都是容易转为尿毒症的疾病，这就解释了尿毒症是如何引起的。当然除了疾病转化，也有没有症状直接诊断为尿毒症的，但十分罕见，因此大家不要认为尿毒症离自己很远，尤其是有肾病病史的人群，一定要日常多重视肾脏的保护，远离尿毒症。

自查

尿毒症是各种肾病发展到晚期共有的临床综合征，是进行性慢性肾衰竭的终末阶段。在这一时期，患者身体的各个系统都会出现相应的症状。

★ 尿毒症会影响身体的哪些系统

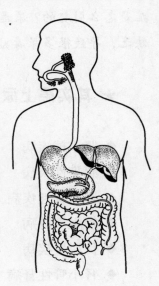

消化系统

体内堆积的尿素排入消化道，在肠内经细菌尿素酶的作用形成氨，会刺激胃肠黏膜引起纤维素性炎症，甚至形成溃疡和出血，出现尿毒症性口腔炎、胃炎、肠炎、结肠炎等，症状包括厌食、恶心、呕吐、口中有尿味、腹痛、腹泻、应激性溃疡等。

心血管系统

高血压的发生率高，心律失常，心功能不全，心力衰竭可引起肺水肿，严重者可发展为心脏压塞。

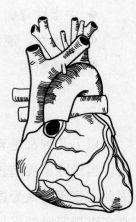

造血系统

有显著的贫血与出血倾向，贫血程度不一，出血倾向可表现为牙龈出血、鼻出血、皮肤淤斑和胃肠道出血。

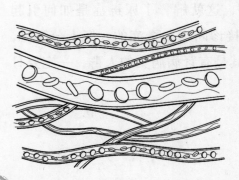

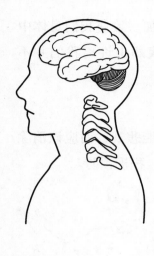

神经系统

中枢神经受到损害，早期表现为头痛、乏力、烦躁、严重失眠、双足及小腿灼痛，发展到后期会出现惊厥、意识障碍或昏迷等症状。周围神经病变可表现为肢体麻木、肌无力、肌张力下降等。

呼吸系统

由于贫血及酸中毒，患者的呼吸常加快加深，呼气中有氨味，严重者会出现尿毒症性肺炎、胸膜炎等。

皮肤

皮肤会出现黑素沉着，皮肤上有尿素霜，并伴随干燥、瘙痒症状。此外，皮肤与黏膜常有淤斑和化脓性感染。

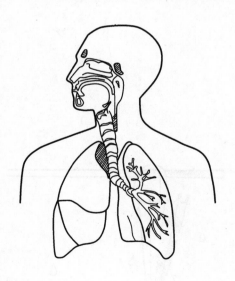
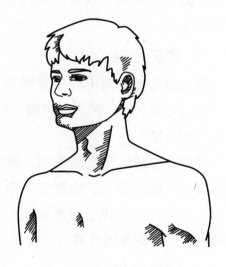

自防

肾衰竭、尿毒症听起来很恐慌，也很遥远，似乎和我们不相关。但是忙碌的现代生活、不健康的生活习惯、在外就餐次数的增加，致使我们身体中积累了很多毒素，如果不加以预防，那么很多可怕的疾病也许离我们并不遥远。

精神乐观

有肾炎先天素质的人，应警惕肾炎的发生，但也不能悲观，而应该消除对疾病的恐慌心理，从父母亲人的病情发展中汲取教训，积极预防。

增强体质

预防肾脏病的最主要措施，是加强身体锻炼，增强机体的抗病能力。

锻炼身体的方式有多种，散步、长跑、跳舞、登山、划船、武术、打太极拳等，皆有利于增强体质，提高机体抵抗力，防止感染细菌病毒后免疫反应性损害的发生。

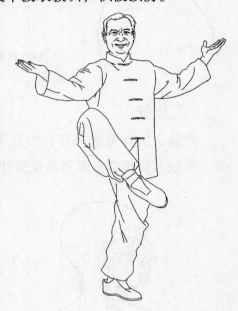

预防感染

肾炎的发生常与上呼吸道感染等有关，常以外受风寒、风热、风湿、湿热、热毒之邪为始因。

因此，要预防肾炎的发病，就应注意天气寒暖的变化，应避免阴雨天外出，避免汗出当风、涉水冒雨、穿潮湿衣服，时刻警惕外邪的侵袭。

有病早治

皮肤的疮疖痒疹，上呼吸道感染，扁桃体炎反复发作，有发生肾炎的可能。因此，有病早治非常必要。

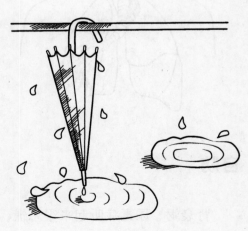

保持下阴的清洁，勤换衣裤，可防止泌尿系感染；保持排便的通畅，定时排便，有利于代谢废物的排除。

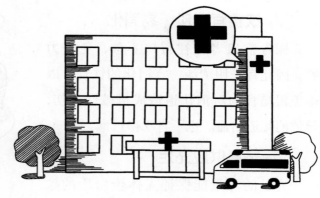

🕐 起居有常

养成良好的生活习惯，对身体健康非常重要。因为生活不规律、睡眠不充足、暴饮暴食、酒色过度、劳逸无度，均可降低人体对外邪的抵抗力，增加患病的机会。

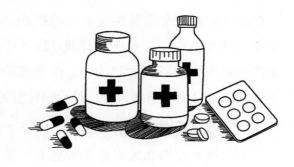

所以，日常生活中，应劳逸结合，定时作息，以维持人体阴阳平衡，气血调畅。

🕐 慎用肾毒性药物

氨基糖苷类抗生素如庆大霉素、卡那霉素、链霉素以及丁胺卡那霉素、多黏菌素、四环素、万古霉素、两性霉素 B 等抗生素，均有一定肾毒性，或容易引起肾损害，所以尽量不用。

自养

★ 尿毒症的饮食调养原则

尿毒症是由多种慢性疾病造成的肾单位严重损害，使机体在排泄代谢和调节水、电解质、酸碱平衡等方面出现紊乱的临床症候群，预后不良，是造成死亡的重要病症之一。因此，早发现、早治疗是治疗该症的关键所在。

🐾 饮食宜清淡、易消化

尿毒症患者往往胃口不佳，免疫力差，因此宜采用清淡、宜消化的饮食，以避免粗糙食物对消化道造成机械性损伤，导致消化道出血。也不宜吃得过饱。

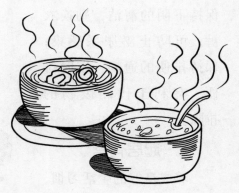

🐾 热量供应充足

充足的热量能保证人体蛋白质的贮存。如果补充不足，可导致营养不良；补充过多，会引起高脂血症和动脉粥样硬化等疾病。一般情况下，热量不应少于每千克体重125.4千焦。摄取的热量中应以谷类食物为主，少吃蔗糖、果实类食物。尽量少吃脂肪，特别是动物性脂肪。

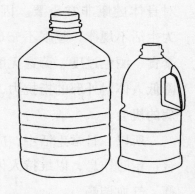

🐾 低蛋白质饮食

在氮质血症期和尿毒症期的患者主要应以低蛋白质饮食为主，且蛋白质要以含有人体必需氨基酸的动物蛋白质为主，如牛奶、蛋类、鱼、瘦肉等。每日蛋白质摄入量应根据病情决定，一般为每千克体重0.3~1克。这样既保证了机体所必需的氨基酸的供应，又可使机体在低蛋白质供应的情况下利用非蛋白质氮合成非必需氨基酸，从而降低氮质血症。

🐾 补充水分和钠盐

尿毒症患者容易发生脱水和低钠血症，特别是长期食欲不振，且伴有呕吐和腹泻的患者更是如此。一旦出现缺乏，要及时补充。但要注意尿毒症患者对水、钠耐受力差，补充不能过量，以免引起高钠血症或水中毒。

🐾 补充钾、钙等

尿毒症患者使用利尿剂以后极易发生低钾血症，这时可多吃一些含钾的新

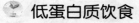

鲜水果。尿毒症患者血钙常常偏低，可多吃一些含钙量高的食物，如鱼、虾、肉汤等。

温馨提示：尿毒症和结石有关吗？

结石对肾脏的危害主要在于堵塞尿路，并对尿路黏膜直接损害，导致肾功能减退。当并发感染时，发展成肾盂肾炎或肾积脓，使肾脏功能迅速受损。

尿毒症是指当肾功能衰退，无法清理体内产生的毒素——肌酐时，体内肌酐蓄积进而对全身多器官系统造成危害的一种症候群。这种症候群只有在双侧肾功能都严重受损至总功能的33%以下时才会出现。因此当一个肾脏功能衰竭或者双侧肾功能叠加后还能维持日常工作时尿毒症往往不表现出来，而一旦表现的时候则是非常严重。

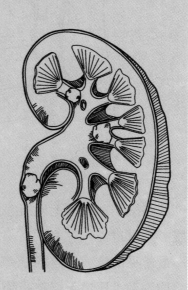

结石堵塞输尿管后如果不处理，该侧肾功能会严重受损，当对侧亦有结石发病时，结果就非常严重。而如果患者为先天性独肾，对侧肾脏有结核、肿瘤、囊肿、海绵肾等潜在疾病时，那么尿毒症的到来也就可以预期了。由此看来，尿毒症和结石有着非常密切的关系。

尿 路 感 染

　　我们每天从尿的形成到排出，需要整个泌尿系统的参与，从上到下分别为：肾脏、输尿管、膀胱、尿道。

　　男性和女性的泌尿系统存在着很大的生理差异，这也是一些泌尿系统疾病出现男女患者比例差异的原因。

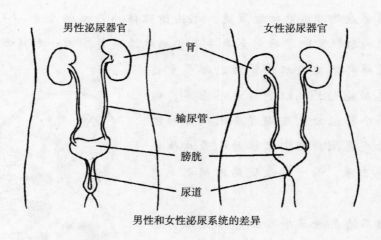

男性泌尿器官　　　　　　　　　　　女性泌尿器官

肾

输尿管

膀胱

尿道

男性和女性泌尿系统的差异

　　尿路感染可分为上尿路感染（主要是肾盂肾炎）和下尿路感染（主要是膀胱炎、尿道炎）。

　　最常见的致病菌是肠道革兰阴性杆菌。通常尿路感染是上行感染引起的，即细菌沿尿道上行至膀胱、输尿管乃至肾引起感染。

★ 是不是一经有细菌上行进入膀胱就会引起尿路感染

当然不会！因为人体有一套完善的自我防御机制。

◆ 尿路通畅时，尿路可以冲走绝大部分细菌，也包括结石。

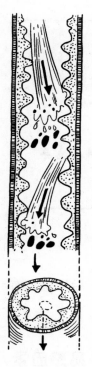

◆ 尿液独特的成分不适合细菌生长。尿素浓度高、渗透压高、有机酸含量多、pH 低。

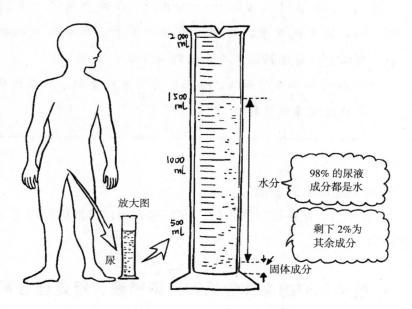

放大图

尿

水分

98% 的尿液成分都是水

剩下 2% 为其余成分

固体成分

★ 正常成人每昼夜的尿量1500~2000毫升之间，呈淡黄色，透明，无异味，pH 值约为6.5，比重多浮动在1.015到1.025之间。

★ 尿液除了水之外还含有哪些成分呢？

◆ 含氮物质，主要有尿素、尿酸、肌酸和肌酐、氨基酸和氨等。

◆ 其他有机化合物，如马尿酸、结合的葡萄糖醛酸、乳酸、β-羟丁酸、草酸和含硫的化合物等。

◆ 电解质，尿中的无机盐类主要是氯离子、钠离子、钾离子和磷酸盐等。

值得一提的是，尿中的氯离子和钠离子的排泄常伴随而行，而且摄入多，排出多，摄入少，排出少，当体内缺乏的时候可以不排。而钾离子则不同，即使体内缺钾离子，只要有尿仍会随尿排出。所以肾脏的保钠能力要比保钾能力强。

◆ 少量的蛋白质和糖。如果尿检中可以查出，那就说明尿液异常，是病理性原因引起。

◆ 尿路黏膜有杀菌能力。

◆ 另外，男性在排尿终末时，前列腺收缩，排泄前列腺液于后尿道，有杀菌作用。

★ 虽然我们的身体会抵御感染侵袭，但是在各种易感因素的影响下，尿路的"防线"就会削弱，容易发生尿路感染。易感因素有

◆ 尿路复杂情况致尿流不畅，这是最主要的易感因素。

◆ 泌尿系统畸形和结构异常。

◆ 尿路器械的使用。

◆ 尿道内或尿道口周围有炎症病灶。

◆ 机体免疫力差。

◆ 局部使用杀精剂化合物避孕，改变了阴道菌群。

◆ 反复发作尿路感染的妇女可能有遗传因素参与。

肾盂肾炎

　　肾盂肾炎主要由于大量细菌引起的肾盂、肾盏和肾实质的感染炎症，病变可累及一侧或两侧肾脏。肾盂肾炎是泌尿系统感染中常见的临床类型，多见于女性，尤以已婚育龄妇女患病率高，妊娠期患病率最高，其中又以农村妇女多见。

★ 肾盂肾炎的常见病因

　　致病菌以肠道细菌为最多，占90%以上，其中以大肠杆菌为多见，其次为副大肠杆菌、变形杆菌、葡萄球菌、粪链球菌、克雷伯杆菌。少数为铜绿假单胞菌，偶有真菌、原虫和病毒等。可通过以下途径入侵肾脏。

上行感染

　　为最常见的感染途径，约占95%。当机体抵抗力下降或尿道黏膜有轻微损伤时（如尿液过度浓缩、月经期、性生活后等）或入侵细菌的毒力大，黏附尿道黏膜和上行传播的能力强时，容易侵袭膀胱和肾脏，导致肾盂肾炎。由于女性尿道较男性尿道宽而短，且尿道口离肛门又近，常被粪便细菌污染，细菌沿尿路上行首先进入肾盂肾盏引起炎症，然后经肾盏、乳头部、肾小管上行到达肾实质。

血行感染

　　较少见。以金黄色葡萄球菌感染多见。当机体免疫功能低下或某些促发因素影响下，体内感染灶细菌入侵血流到达肾脏引起肾盂肾炎。

该病在以下情况下易发：①尿流不畅和尿路梗阻；②尿路畸形或功能缺陷；③机体免疫能力降低；④其他因素，如尿道内或尿道附近有感染性病变，导尿和尿路器械检查等。

自查

肾盂肾炎根据临床病程及发病情况可以分为急性和慢性两种，症状分别如下

★ 急性肾盂肾炎

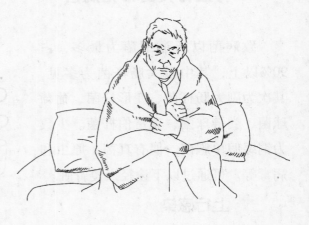

全身表现

起病大多数急骤。常有寒战或畏寒、发热（体温可达39℃以上）。

全身不适，头痛、乏力、食欲减退。

有时恶心、呕吐。

如兼有上呼吸道炎症时，则症状颇似感冒。

泌尿系统症状

在出现全身症状的同时或稍后。大部分患者腰痛或肾区不适。

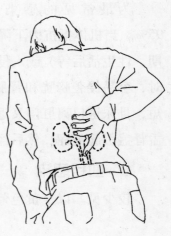

体格检查有上输尿管点（腹直肌外缘平脐处）或肋腰点（腰大肌外缘与第十二肋骨交叉处）有压痛，肾区叩击痛阳性。

患者常有尿频、尿急、尿痛以及膀胱区压痛等尿路刺激征。

尿变化

白细胞增多，红细胞也增多甚至可出现肉眼血尿。

★ 慢性肾盂肾炎

慢性肾盂肾炎临床表现复杂，虽表现较轻，但仔细检查仍有肾区叩击痛、肋腰点压痛等阳性体征。

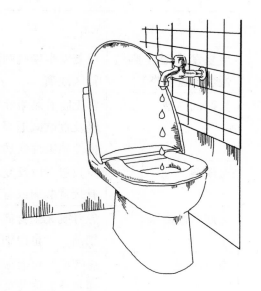

◆ 主要表现为真性菌尿，菌尿可为持续或间歇性，尿中仅有少量白细胞和蛋白。

◆ 反复发作的膀胱刺激症状

有些患者会有如下症状

◆ 低热、腰痛、乏力、尿频或反复脓尿等。

◆ 面色萎黄、倦怠、食欲不振。

部分患者因存在易感因素如尿路结石、尿路畸形等，常反复发作久治不愈，并有不同程度的肾功能损害。

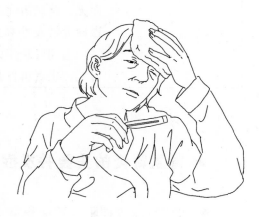

当炎症侵犯肾实质时，会出现

◆ 高血压、水肿、肾功能障碍

患者肾小管的功能常先受累，早期主要表现为肾小管功能减退，如尿液浓缩功能不良而出现夜尿、多尿，酚红排泄率降低，偶可引起失钾性肾病或肾小管性酸中毒。

当疾病发展到晚期

◆ 贫血及肾衰竭。有些单纯性慢性肾盂肾炎，可以肾衰竭为首发表现。

★ 慢性肾盂肾炎的临床表现归纳为五种类型

类　型	症　状
反复发作型（典型慢性肾盂肾炎）	反复发生膀胱刺激症状，伴有菌尿。常有低热或中等度热，肾区钝痛
长期低热型	常无膀胱刺激症状，仅有低热、头晕、疲乏、无力、体重减轻及食欲减退等一般症状，易与神经性低热、结核病或其他慢性感染性疾病相混淆
血尿型	少数患者以反复发作性血尿为特征，尿色暗红而混浊，多伴有腰背酸痛或有轻度膀胱刺激症状。血尿可自行缓解
无症状性菌尿	患者既无全身症状，又无膀胱刺激症状，而尿中常有多量的细菌、少量白细胞，偶见管型。多见于妊娠妇女及女孩
高血压型	患者既往可有尿路感染病史，但主要临床表现是以头晕、头痛及疲乏为特征的高血压症状，或偶尔检查发现有高血压，而无尿路刺激症状，可有间歇性菌尿或无菌尿。因此，极易误诊为特发性高血压。本病是急进型高血压的基础疾病之一，遇到青壮年妇女患高血压者，应考虑到慢性肾盂肾炎的可能。患者可伴有蛋白尿和贫血，肾小球滤过率降低

★ 肾盂肾炎的主要并发症

◆ 可因输尿管梗阻，脓液积集于肾盂、肾盏，形成肾盂积脓。

◆ 当炎症剧烈时，容易向肾实质扩展，造成广泛性坏死，导致肾衰竭。

◆ 若肾皮质部病灶向肾包膜穿破，则会引起肾周围脓肿。患者腰痛剧烈，肾部叩痛十分明显；有时患者腰背组织局部隆起，甚至可见皮肤发红和有灼热感；炎症刺激会引起腰大肌征。

自防

★ 如何预防肾盂肾炎

◆ 防治链球菌感染，如上呼吸道感染、猩红热、慢性咽炎、脓皮病等。在发生上述疾病时，要检查尿液，了解有无肾炎症状的加重，做到早发现，早治疗，密切随访。

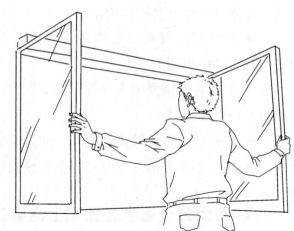

◆ 限制钠盐摄入，营养合理，勿摄入过多的荤菜，以清淡蔬菜为主。防止腹泻、呕吐及应用过多利尿剂而使电解质紊乱。

◆ 加强锻炼，增强体质。注意卫生，保持皮肤清洁。劳逸结合，遵守合理的生活制度。

◆ 避免受寒受湿。寒冷能引起肾动脉痉挛，加重肾缺血，影响肾炎恢复。潮湿有利于溶血性链球菌生长繁殖，易于感染。因而尽可能做到室内温暖，阳光充足，空气流通。穿衣适当，避免受湿。

◆ 积极根治慢性感染病灶，特别是龋齿、慢性扁桃体炎、鼻窦炎、中耳炎等，必要时手术根除感染灶。

◆ 避免应用损害肾脏的药物，如氨基糖苷类、磺胺等。不管看什么病，每次都要告诉医生，过去有肾炎病史，提请医生用药注意。

自养

★ 肾盂肾炎患者在日常生活中要注意

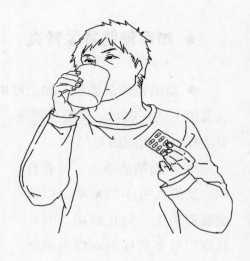

◆ 如果在慢性肾盂肾炎的急性发作期，应卧床休息，恢复期可以慢慢增加活动量。

◆ 按时按量吃药。

◆ 多饮水，以增加尿量，促进细菌、毒素及炎性分泌物迅速排出。

◆ 慢性肾盂肾炎患者要增强体质，提高机体的防御能力。

◆ 消除各种诱发因素如糖尿病、肾结石及尿路梗阻等。

◆ 积极寻找并去除炎性病灶，如女性的尿道旁腺炎、阴道炎及宫颈炎。

◆ 减少不必要的导尿及泌尿道器械操作。

★ 肾盂肾炎患者在饮食上需要注意

◆ 饮食宜清淡、易消化，并能提供充足的营养，包括热量、优质蛋白质和维生素 A、维生素 B_1、维生素 B_2、维生素 C 等。

如果出现如下并发症状，应限制或忌食以下几类食物

◆ 限制植物蛋白质

蛋白质摄入量应视肾功能的情况而定。出现少尿、水肿、高血压和氮质滞留时，每日蛋白质的摄入量应控制在 20~40 克，以减轻肾脏的负担，避免非蛋白氮在体内的积存。特别是植物蛋白质中含大量的嘌呤，能加重肾脏的中间代谢，故不宜用豆类及豆制品作为营养补充。豆类及豆制品包括黄豆、

绿豆、蚕豆、豆浆、豆腐等。

◆ 限制食盐

肾盂肾炎患者如果出现水肿时，饮食会和血容量、钠盐的关系极大。每1克盐可带进110毫升左右的水，肾炎患者如进食过量的食盐，而排尿功能又受损，常会加重水肿，血容量增大，造成心力衰竭，故必须限制食盐，给予低盐饮食。每日盐的摄入量应控制在2~4克以下，以防水肿加重和血容量增加，发生意外。

 温馨提示：关于钠和食盐

◆ 调味品中的钠

钠是矿物质的一种，是人体调节生理功能不可或缺的元素。摄取过多时，易患高血压，摄取太少或缺乏时，会有疲劳、虚弱、倦怠的现象。钠可以从自然食物、加工食品、调味品或某些药物中获得，而其最主要的来源是食盐，食盐中约含有40%的钠，即1克食盐中含有400毫克的钠。食盐是由钠离子和氯离子组成，其化学名是氯化钠。

正常人体内钠的总量按每千克体重计约为1克左右。其中47%的钠离子存在于骨骼中，44%在细胞外液中，9%在细胞内液中。人体含水量是相对恒定的，主要是依靠钠离子调节，即钠多则水多，钠少水也少，所以摄入太多的盐容易水肿（人体多余的钠90%通过肾脏排出）。

根据世界卫生组织的建议，成人每天摄入的食盐应控制在6克以下。

除了食盐之外，很多调味品中含有钠。调味品中的钠含量换算方法大致如下：

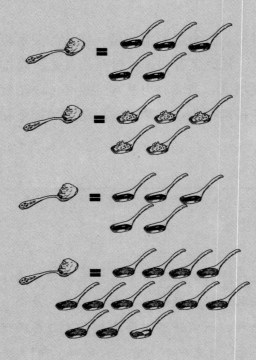

1茶匙食盐=5汤匙酱油

1茶匙食盐=5汤匙味精

1茶匙食盐=5汤匙醋

1茶匙食盐=12.5茶匙番茄沙司

◆ 钠与食盐是一回事吗

普通食盐中，氯化钠的纯度高达95%。代用盐又称为低钠盐，是以其他的化学物如氯化钾、硫酸镁等来部分替代食盐中的氯化钠，如目前市场上常见的低钠盐里只含有65%的氯化钠、25%的氯化钾和10%的硫酸镁。低钠盐中的钠含量比普通食盐低30%~40%，从而使口味更淡。

◆ 控制钠摄入量的小窍门？

在决定要限制钠的摄入量之前，应该了解适合自身情况的合理量是多少。可以向营养师或医生咨询。那么如何在生活中进行控制呢？

▲ 用食物日记精确地记录每天所摄入的食物。

▲ 阅读食物标识。

▲ 饮食中限制加工食品、方便食品和罐装食品的摄入量。

▲ 注意饮料摄入量。

▲ 如果体重有变化或有水肿，这可能是钠摄入过多的信号，应立即向医生报告。

▲ 在餐厅吃饭时要格外注意腌制食物、汤类等。

◆ 忌高脂食物

慢性肾盂肾炎患者有高血压和贫血的症状，动物脂肪对高血压和贫血是不利因素，因为脂肪能加重动脉硬化和抑制造血功能，故慢性肾炎患者不宜过多食用。但慢性肾炎如没有脂肪摄入，机体会变得更加虚弱，故在日常生活中可用植物油代替，每日 60 克左右。

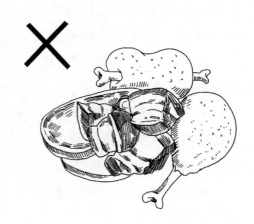

◆ 限制液体量

慢性肾盂肾炎患者有高血压及水肿时，要限制液体的摄入量。每日的摄入量应控制在 1200~1500 毫升，其中包括饮料及菜肴中的含水量 800 毫升。若水肿严重，则进水量更要严格控制。在排尿的情况下，则可适当放宽。

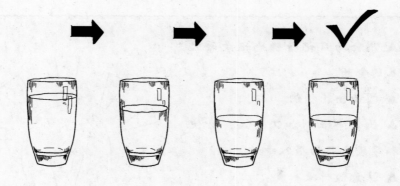

★ 对于女性慢性肾盂肾炎患者来说，还应额外注意

◆ 注意外阴及尿道口的清洁卫生。要勤换内衣，特别是在妇女月经期、妊娠期或机体抵抗力下降时，如不注意外阴的清洁卫生，细菌可以通过尿道进入膀胱，并由膀胱、输尿管逆流入肾盂，然后再侵及实质，形成泌尿系统感染。

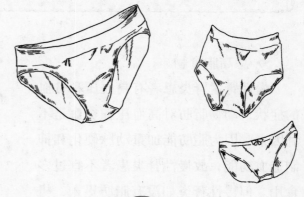

◆ 锻炼身体增强体质，提高机体对疾病的抵抗能力。注意休息，避免劳累和便秘。

◆ 女性患者急性期治愈后，一年以内应注意避孕。

◆ 在饮食方面需高热量、高维生素、半流质或容易消化的普通饮食。要多饮水，每日入量不得少于3000毫升，以增加尿量，有利于冲洗泌尿道，

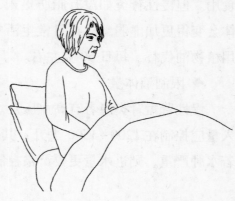

促进细菌、毒素和炎症分泌物的排出。

◆ 女性患者禁止盆浴，以免浴水逆流入膀胱，引起感染。

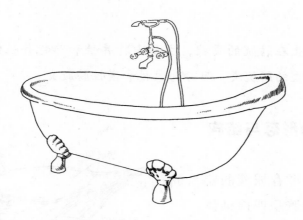

膀 胱 炎

　　膀胱炎是发生在膀胱的炎症，主要由特异性和非特异性细菌感染引起，还有其他特殊类型的膀胱炎。可分为急性和慢性膀胱炎。

★ 膀胱的形态与结构

　　膀胱是一个贮存尿液的器官，在空虚时膀胱呈四面锥体形。整个膀胱可分为膀胱底、膀胱尖、膀胱体和膀胱颈四个部分以及上面和下外侧面两个面。膀胱颈和膀胱三角区是膀胱最固定的部分，其余部分则会随着膀胱充盈的程度而变化。

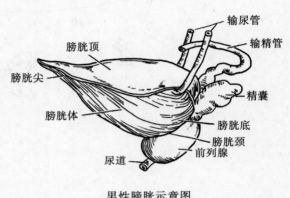

男性膀胱示意图

★ 膀胱的功能

　　膀胱的功能包括贮尿及排尿两个方面。贮尿和排尿的动作除受正常神经支配外，还需由膀胱和尿道的平滑肌、骨盆底部的横纹肌协调完成。

　　在贮尿的过程中，膀胱肌肉具有持续张力和调节能力。膀胱肌肉的调节性表现在膀胱内尿量尚未达到饱和容量（一般为300毫升）时，膀胱内压几乎没有改变，即不会随着尿量的增加而增加。一达到这个容量，膀胱三角区收到牵拉，就会产生尿意。在神经的支配下，膀胱肌肉收缩、尿道周围及骨盆底部的肌肉放松。这时，尿道的长度缩短、管腔增粗、尿道内张力减低。

两者协调的结果是膀胱颈部和后尿道呈漏斗状张开，尿道外括约肌松弛、解除膀胱颈和后尿道内的阻力，将尿液排出体外。

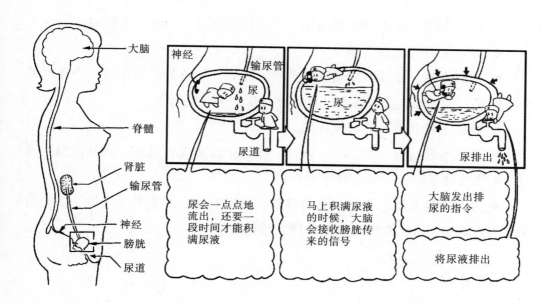

尿会一点点地流出，还要一段时间才能积满尿液

马上积满尿液的时候，大脑会接收膀胱传来的信号

大脑发出排尿的指令

将尿液排出

★ 导致膀胱炎的原因

急性膀胱炎主要由大肠杆菌（常为埃希菌株）引起，而由革兰阳性需氧菌（腐物寄生葡萄球菌和肠球菌）引起者少见。由于性交时尿道被挫伤，妇女性交后常发生膀胱感染。感染常由尿道上行至膀胱所致。女孩及妇女比男孩和成年男性更易患膀胱炎。

自查

膀胱是人体储尿和排尿器官，肩负着排出代谢废物的作用。一旦处于疾病状态，将产生严重后果。

★ 急性膀胱炎主要表现

◆ 尿液混浊，尿液中有脓细胞，常见终末血尿，有时为全程血尿

◆ 可发生急迫性尿失禁

◆ 发病突然，排尿时尿道有烧灼痛、尿频、尿急为典型症状，严重时几分钟排尿一次，每次排尿甚少，且不分昼夜，十分痛苦。

◆ 耻骨上膀胱区可有轻度压痛。

◆ 单纯性膀胱炎全身症状不明显，体温正常或仅有低热，当并发急性肾盂肾炎或前列腺炎、附睾炎时才有高热。

◆ 对于女性来说，膀胱炎常与经期、性交有关；对于男性来说，如果有慢性前列腺炎，可在性交或饮酒后诱发膀胱炎。

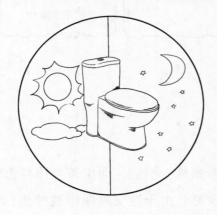
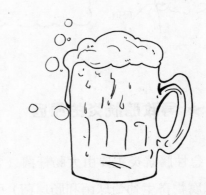

★ 慢性膀胱炎主要表现

◆ 反复发作和持续存在尿频、尿急、尿痛，但没有急性膀胱炎明显。

◆ 膀胱容量减少显著者，尿

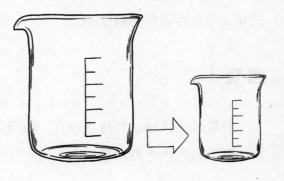

频加剧。

◆ 有耻骨上膀胱区不适，膀胱充盈时疼痛较明显。

◆ 有尿路梗阻者，则排尿困难，尿液混浊。

◆ 反复发作的患者，要警惕泌尿系结核的发生。

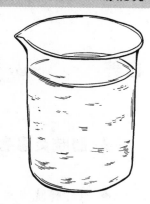

自防

★ 对于健康人群来说，尤其是女性，预防膀胱炎应注意

◆ 不宜长时间久坐，每一小时左右起来活动活动。

◆ 少量、多次喝水。

◆ 不要憋尿。

◆ 饮食清淡，多吃青菜、水果，少吃辛辣、刺激性食物。

◆ 遇事不要太急躁，心态平和。

◆ 保证充足睡眠。

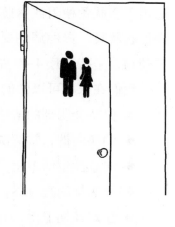

◆ 调整工作生活节奏，压力不宜过大。

◆ 注意月经期、新婚期、妊娠期、更年期泌尿系感染的预防。

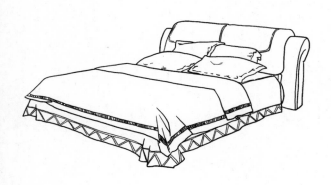

自养

★ 膀胱炎患者在日常保养中应注意

◆ 急性膀胱炎发作要多饮水，卧床休息，注意营养，忌食刺激性食物，根据尿培养结果，选用抗生素。

◆ 慢性膀胱炎则要针对病因治疗同时应用敏感抗生素。手术治疗更适用于膀胱颈梗阻或膀胱结石引起的慢性膀胱炎。慢性病例要用足量的抗菌药物，坚持治疗4~6周。

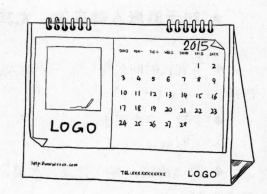

我们在家里可以做的就是

◆ 保持会阴部的清洁卫生。

◆ 勤换内裤，常清洗。

◆ 注意性生活卫生。

◆ 每次排尿宜排尽，不让膀胱有残余尿。每次性生活后宜排尿一次。

◆ 注意经期卫生，有反复膀胱炎病史的妇女在经期可服用抗生素预防。

尿 道 炎

尿道炎是指尿道黏膜的炎症，临床上可分为急性和慢性两类，多为致病菌逆行侵入尿道引起，多见于女性。

★ 尿道的结构

尿道是从膀胱通向体外的管道。

男性尿道细长，长 16~22 厘米，起自膀胱的尿道内口，止于阴茎头的尿道外口，行程中通过前列腺部、膜部和阴茎海绵体部，男性尿道兼有排尿和排精功能。

女性尿道粗而短，长 3~5 厘米，起于尿道内口，经阴道前方，开口于阴道前庭。男性尿道在尿道膜部有一环行横纹肌构成的括约肌，称为尿道外括约肌，由意识控制。女性尿道在会阴穿过尿生殖膈时，有尿道阴道括约肌环绕，该肌为横纹肌，也受意志控制。

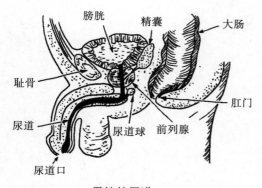

男性的尿道

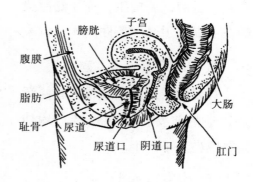

女性的尿道

★ 产生尿道炎的诱因

引起尿道炎的诱因主要有

◆ 尿道损伤

◆ 尿道内异物

◆ 尿道口或尿道内梗阻

◆ 邻近器官炎症

★ 女性易得尿道炎的原因

女性尿道感染的发病率要比男性高，这是因为女性尿道长度短而且宽直，尿道括约肌肌力较弱，细菌易从尿道进入，形成上行性尿路感染。与成年女性相比，成年男子尿道长，16~22厘米，且前列腺液有杀菌作用，故男性尿道感染的发病率明显低于女性。另外，女性的尿道口与阴道口、肛门相毗邻，阴道与肛门都有大量的细菌增生，为尿路感染的发生提供了又一条件。

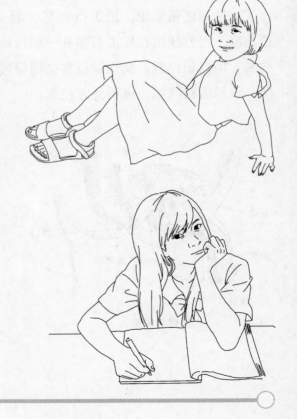

◐ 小女孩
女婴的尿道易受尿布上粪便污染，学龄前女孩穿开裆裤，均使尿路感染易于发生。

◐ 少女
少女的月经来潮影响会阴部的清洁卫生，以及青春期机体的生理变化导致尿道局部抵抗力降低，使细菌滋生繁殖，易发生尿路感染。

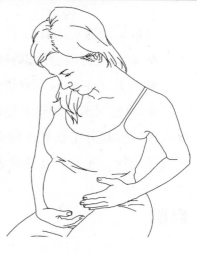

妊娠期女性

妊娠期妇女由于激素水平的变化，以及增大的子宫压迫膀胱、输尿管使尿路不畅等原因，易发生尿路感染。产程过长，也可累及尿路而发生感染；产后由于子宫、阴道的创伤，全身抵抗力低，更易发生感染。

老年女性

50岁以上的女性在绝经前后，阴道分泌物减少，又缺乏 IgA 的分泌，难以抑制细菌的生长繁殖，往往造成不易治愈的尿路感染。即使70岁后，女性的尿路感染的发病率仍然很高。慢性妇科疾病（如阴道炎、宫颈炎、盆腔及附件炎等）可经淋巴途径感染或通过分泌物污染尿道口，从而引起尿路感染。

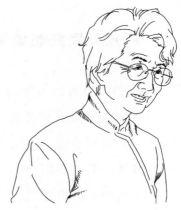

自查

★ **尿道作为尿液排出人体的最后通道，如果它有炎症产生，症状如下**

对于男性来说

◆ 尿道口红肿

◆ 少数可发生尿道口糜烂，有黏液性或黄色脓性分泌物溢出

对于女性来说

◆ 尿道分泌物少见

但是无论男女均有

◆ 耻骨上区及会阴部钝痛。

◆ 排尿的时候尿道有烧灼感，尿频和尿急，导致排尿困难。

◆ 慢性尿道炎尿道分泌物逐渐减少，为浆液性或稀薄黏液分泌物，有时仅表现为晨起分泌物黏住尿道口或内裤污秽，尿线可分叉。排尿刺激症状较轻或无症状，尤其是女性患者，因此常被忽略。

自防

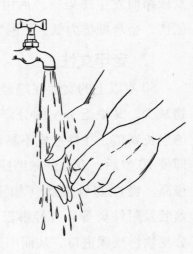

★ 预防尿路感染需要注意

◆ 养成良好的卫生习惯

不使用公共场所衣盆、浴池、浴巾等卫生
洁具，上厕所前也应该洗手。

盆具、毛巾专用。

不滥用不洁卫生纸。

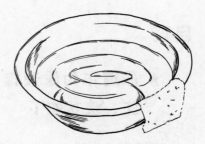

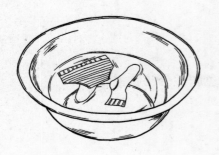

排便后擦拭外阴时宜从前向后擦。

内裤与袜子不同盆清洗。

换洗内裤并放于通风处晾干。

洗澡宜用淋浴。

◆ 不穿紧身内衣。

◆ 坚持锻炼身体，保持愉快的心情。

◆ 女性阴道本身存在弱酸性，也起着一种保护作用。滥用洗液和过度紧张疲劳或过食辛辣刺激性食物会破坏阴道酸碱度的变化，使其保护作用下降，从而引起一些妇科病和尿道炎的情况。定期做妇科检查，提升自我保护意识。

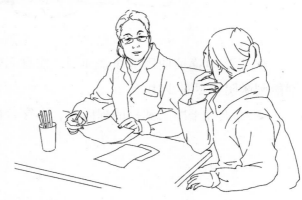

◆ 多饮水，勤排尿。排尿时可冲洗尿道分泌物，避免细菌滋生感染的环境。

◆ 注意性生活卫生。

自养

★ 尿道炎患者在日常保养中应注意

◆ 无心脏病者，每天饮水 2500 毫升，每天排尿 1500 毫升。

◆ 避免受凉，湿衣服应尽快更换，游泳后立即更换。

◆ 尿急时立即排尿，不长期憋尿，白天正常排尿 4~6 次。

◆ 排尿时不压腹肌，不采取紧张蹲位。

◆ 避免便秘，多吃水果和蔬菜，排便后手纸应自前方（阴道）拭向后方（肛门），手纸绝不拭用 2 次。

◆ 性交完后 15 分钟内必须排尿。

◆ 阴部不要经常用肥皂洗涤，不使用消毒剂、喷雾剂或盆浴，以免损害皮肤的酸性保护膜，最好使用保护皮肤的液体肥皂，不用公共毛巾，阴部使用专用毛巾。

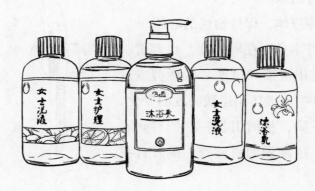

◆ 盆浴时谨慎使用洗涤添加剂，注意无刺激性。洗浴油、泡沫浴和洗发剂能刺激阴道尽量少用。

◆ 每天穿干净、宽松的棉内衣，不穿合成材料内衣。

泌尿系结石

★ 泌尿系统结石是如何让产生的

结石可以分为三部分：核心、晶体和基质（胶体）。结石的核心通常是从小的晶体沉淀开始，逐步扩大而成，少数核心可由血块、细胞碎屑、沉淀的细菌或异物组成。而基质是一种蛋白质样物质，能黏附晶体。至于沉淀的晶体，在正常人体尿液中有许多晶体物质，如尿酸、草酸钙等。

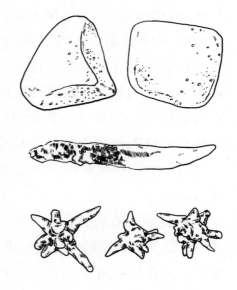

通常情况下，这些晶体并不发生沉淀，只有当尿的 pH 值改变，尿液的基质和晶体间平衡紊乱，尿液盐类代谢紊乱和内分泌紊乱等情况下，这些晶体才发生沉淀。因此促使基质、晶体失去平衡的条件就成为结石形成的原因。

如长期卧床，骨质脱钙血液中钙浓度升高；甲状旁腺功能亢进，血浆钙质增高；细菌感染，使尿液碱化，尿中磷酸钙晶体增加；尿路有异物，晶体容易在异物上沉积，形成结石；长期在干燥、炎热高温环境中，使尿液浓缩，都有利于结石的形成。

★ 尿液中与结石形成有关的成分

◆ 尿液成分与尿石形成有极为密切的关系，有些成分是形成结石的主要成分物质如草酸、无机磷酸盐、尿酸、胱氨酸、钙盐等成分，有些成分则是形成结石的抑制物，例如枸橼酸、酸性黏多糖、镁等。

◆ 结石的形成过程是某些物质造成尿中晶体物质浓度的上升或溶解度下降，呈过饱和状态，析出结晶并在局部生长、聚积，最终形成结石。在这一过程中，尿晶体物质过饱和状态的形成及尿中结晶抑制物含量减少是最重要的两个因素。

◆ 过饱和状态的形成，见于以下几个方面：尿量减少；尿中某些物质排泄过多，如胱氨酸和磷酸盐等；尿 pH 值变化：尿 pH 下降（低于 5.5 时），尿酸饱和度升高，尿 pH 值升高时，磷酸钙、磷酸铵镁和尿酸钠饱和度升高，但尿 pH 值变化，对草酸钙饱和度影响不大。

◆ 尿中结晶形成抑制物减少。正常尿液中含有某些物质能抑制结晶的形成和生长，如焦磷酸盐能抑制磷酸钙结晶的形成；黏蛋白、枸橼酸和镁则能抑制草酸钙结晶的形成。当尿中这些物质减少时就会形成结石。

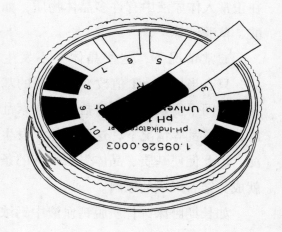

◆ 此外还有成核作用。有同质成核和异质成核。尿中结晶形成后，如果停留在局部继续生长则有利于发展成结石。很多结晶和小结石可被尿液冲流而排出体外。当某些因素如局部狭窄、梗阻等导致尿流梗阻或缓慢时，有利于结石的形成。

◆ 有机基质的参与。有机基质能促进结晶黏合形成一定形状的结石。但在结石形成过程中并不起关键作用。

★ 泌尿系结石的分类

按照尿液从产生到排出体外的
器官顺序，可以包括下面几种

◆ 肾结石
◆ 输尿管结石
◆ 膀胱结石
◆ 尿道结石

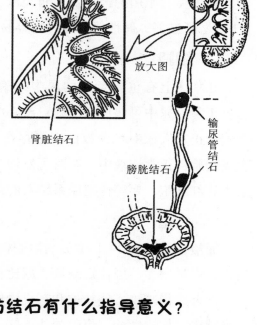

放大图

肾脏结石

输尿管结石

膀胱结石

★ 尿检是泌尿系统疾病 最基础的检测手段， 那么尿液常规检查对预防结石有什么指导意义？

尿液检查：主要有尿蛋白、尿糖、尿三胆、尿量、尿比重和尿沉渣，即
"尿常规"检查。尿常规检查简便易行，是临床上最常用的检查方法之一。

🔘 尿色

尿中含有尿黄素，故呈黄色。尿色素每天的排泄量大体恒定，因此尿色
的深浅随尿量而改变，如果尿色较深，那么就要多饮水。

🔘 透明度

正常新鲜尿液多数是清晰透明的，
排出后不久变为混浊。如果尿液排出后
就不透明，甚至混浊，那么需要行泌尿
系 B 超检查，排除泌尿系结石。

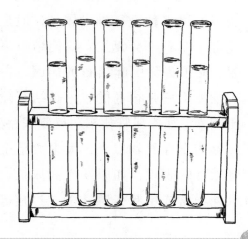

🔘 酸碱度

正常尿为弱酸性，也可以是中性或
弱碱性，尿的酸碱度在很大程度上取决

于食物种类、服用的药物及疾病类型。当尿 pH 值降低过多，酸性值增强或 pH 值增高过多，碱性值增强时均容易形成结石。

细胞

在临床上有重要意义的尿中细胞为红细胞、白细胞及上皮细胞。红细胞：正常人尿中可偶见红细胞，离心沉淀后镜检每高倍视野不大于 3 个。白细胞：正常人尿中有少数白细胞存在，离心后镜检每高倍视野不大于 5 个。上皮细胞：正常尿液中，有时可发现少数脂肪变性的小圆形上皮细胞。如果尿中有红细胞，要警惕泌尿系结石的可能，可进一步检查泌尿系超声。

比重

尿液比重 1.010～1.025。在机体缺水状态下，尿量减少，尿比重增高；反之，尿量增多，尿比重减低。尿比重升高时，容易形成结石，要多饮水。

此外尿量减少，使盐类和有机物质的浓度增高，尿中抑制晶体形成物质含量减少，如枸橼酸、焦磷酸盐、镁、酸性黏多糖、某些微量元素等均容易促使结石生成。

★ 结石排出后定期复查的重要性

很多结石患者认为，结石排出后就"大功告成"。其实不然。尿路结石虽然可以通过多种途径排出体外，但是这并不等于结石不会复发。要使结石不再复发，必须解除引起结石的病因，否则结石的复发率是很高的。尿路结石除了局部因素，如输尿管狭窄、反复尿路感染、尿路内存在异物以外，大多数是全身代谢紊乱的表现，如原发性高尿钙、尿酸代谢异常或甲状旁腺功能亢进症等。因

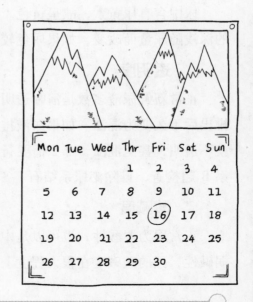

此，当结石排出体外以后，应进一步寻找病因，分析结石成分，然后根据病因进行针对性治疗。如果找不出病因，则在尿路结石排出体外后，应定期去医院检查。

这主要是因为：

◆ 对绝大多数尿石症患者来说，排出结石只是"治标未治本"，造成结石形成的因素并未解决。也就是说，如果这些造成结石形成的因素还继续存在的话，结石还有可能复发。

◆ 除了在手术时明确结石已经取净外，无论采用什么方法碎石，对于大部分患者来说，体内都可能存在一些大小不等的结石碎片。有些结石碎片X线平片上不一定能显示出来。如不排净，这些结石碎片就可能成为以后结石复发的核心。

◆ 对于那些在手术或碎石治疗以后明确还有结石碎片的患者更应该注意复查。

肿瘤患者是很注意定期到医院去检查的，但很多尿石症患者却因为种种原因在结石排出后以为大功告成，可以高枕无忧了，很长时间也不到医院进行检查，结果有的患者结石复发，甚至造成严重的肾积水、肾积脓，最终失去一个肾脏；有的患者原来的结石并不大，后来结石反而越长越大，甚至比原来的结石还要大，给治疗带来很大的困难。所以，结石症患者应该定期到医院接受检查，如有结石复发，就可以尽早发现，及时治疗了。

肾结石

肾结石是由于机体某些生理异常因素造成晶体物质在尿液中浓度升高或溶解度降低，呈过度饱和状态，析出结晶并与有机基质结合形成核体，然后结晶体在肾脏局部增长、聚集，最终形成结石的一种疾病。

肾结石多数位于肾盂肾盏内，肾实质结石少见。平片显示肾区有单个或多个圆形、卵圆形或钝三角形致密影，密度高而均匀。边缘多光滑，但也有不光滑呈桑葚状。

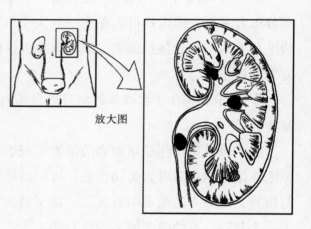

放大图

在肾盂盏内的小结石可随体位移动，较大结石的形态与所在腔道形态一致，可表现为典型的鹿角形或珊瑚形。有时结石可充满整个肾盂肾盏而类似肾盂造影的表现。侧位观，肾结石大多与脊柱相重叠。

根据结石成分的不同，可以将结石分为含钙结石（如草酸钙、磷酸钙）、感染性结石（主要成分为磷酸镁铵和羟磷灰石）、尿酸结石（尿酸和尿酸铵）、胱氨酸结石及黄嘌呤结石等。含钙结石发病率最

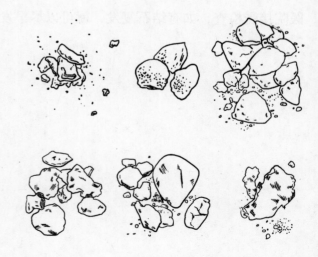

高，占 82.7%；感染性结石约占 9.5%，这种结石多是铸状结石，取石手术困难而泌尿系感染也难控制，疗效较差；尿酸结石约占 7.2%，药物控制尿酸及溶解尿酸结石的效果较好；胱氨酸结石较罕见，只占 0.6%，是一种先天遗传的肾小管缺陷病，溶石治疗效果尚好，但治疗后均易复发；黄嘌呤结石极罕见，有遗传性缺陷。黄嘌呤石主要因黄嘌呤氧化酶缺乏及肾小管漏出，以致产生黄嘌呤尿，严重的形成黄嘌呤石。大多数结石可混合两种或两种以上的成分。

★ 肾结石形成的相关因素

肾结石的形成很复杂，有关因素包括外界环境因素、个体因素、泌尿系统异常及尿液的改变。外界环境因素包括自然环境及社会环境。个体因素包括种族遗传、疾病、代谢异常、药物影响及饮食习惯。泌尿系统异常包括梗阻、感染、异物及肾损害。多种因素的异常导致尿液的改变，成石盐晶体过饱和、结晶，然后聚集、生长成团，滞留于肾脏中形成结石。

结石的形成与盐类晶体浓度的过饱和、抑制物缺乏及促进物的增多有关，同时肾脏内管道系统黏膜的病变，有利于晶体的附着而形成结石。因此，可以说结石病是一种代谢性疾病。

◆ 尿内晶体由于代谢障碍，可以造成肾脏损害，促使肾脏产生结石基质物质，尿内晶体沉积于基质上，逐渐生长而构成结石，结石形成后，多停留在解剖狭窄部位及尿液产生湍流部位，如肾盏内。

◆ 慢性脱水及饮水不足与尿石形成密切相关。

◆ 某些全身代谢紊乱亦可引起尿路结石，如痛风病尿酸增高，易形成尿酸结石；维生素 A 缺乏，易使肾盂上皮细胞角化脱屑形成尿石核心；低钙饮食可促进肠道草酸盐的吸收和引起高草酸尿，从而促进尿结石的形成。草酸盐导致肾结石，肠道细菌不足或缺乏时，草酸的吸收会增加。25%~30%尿草酸是维生素 C 的代谢产物，故维生素 C 对尿草酸及尿石形成具有重要的作用。

◆ 结石发生与高蛋白饮食有关。

◆ 高钠饮食增加尿中钙盐结晶的倾向。

◆ 生活环境因素也影响结石的形成，如炎热地区出汗多、尿液浓缩、水质中含过多晶体成分等。

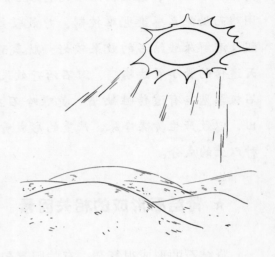

当尿液中的盐类超过溶解度时，盐类就会析出结晶，并在肾脏或尿道形成结石，这些结石通常含有钙、草酸盐、尿酸和胱氨酸等。虽然食物中含有钙、草酸盐、尿酸和胱氨酸等，但草酸盐和尿酸盐也会在机体内合成。至今尚未发现从食物中摄入大量的自然存在的这些盐类会在健康机体里引起结石。尿液中这些盐类的超饱和和缺少抑制结晶析出的物质才是形成结石的关键，或者由于先天性代谢障碍而在体内大量产生这些盐类所致。

◆ 尿路梗阻、感染和尿路中存在异物也是诱发结石形成的主要局部因素。

尿液潴留，任何原因导致尿路梗阻即可引起尿流的迟滞，促使尿盐沉淀和结晶。尿路感染，感染产生的脓块、坏死组织、菌落等均可构成结石核心。尿路中存在的异物也可成为结石核心，使尿液中晶体附着上去，而结石本生也是尿路中的异物，会加重梗阻与感染的程度。

◆ 某些药物也会引发结石，如乙酰唑胺（治疗青光眼的常用药）、维生素 D 中毒、大量维生素 C（可转变为草酸）、皮质激素、磺胺、阿司匹林等均可发生结石（长期服用）。重视肾脏结石形成的这些诱因，能够减少结石的形成和复发。

◆ 除了以上这些形成肾结石常见的因素外，一些特定的危险因素也会影响结石的形成。比如泌尿系统的解剖异常（如肾小管扩张症、肾盂输尿管交界处狭窄、马蹄肾、输尿管囊肿）也会引起肾结石的形成；而人体存在一些特定的疾病也会引起肾脏结石，如甲状旁腺功能亢进、肾小管酸中毒、克罗恩病、类肉瘤病等。

★ 泌尿系统疾病会引起结石吗

答案是肯定的，因为结石的形成主要与尿路感染、异物和梗阻3个因素有关。尿路感染可以形成特殊成分的结石，其成分主要是磷酸镁铵、碳酸磷灰石及尿酸铵，称为感染性结石。

各种异物滞留于尿路内部可产生结石，最常见的是膀胱内异物结石。异物引起结石主要由于尿路内异物的存在打破了尿液的平衡。同时异物表面电荷的不同及异物相对粗糙的表面，为结石形成盐的附着提供了条件。异物作为结石的核心，往往先被尿中的黏蛋白附着，然后结石盐逐渐沉积形成结石。异物还易继发感染而诱发结石。因此，要注意尽量避免尿路异物的形成。

梗阻、感染、结石是泌尿系统疾病相互促进的因素。梗阻可导致感染，也可造成结石形成，结石本身是尿路中的异物，因此又加重梗阻与感染。在一般情况下，尿中不断有晶体、微结石形成，如果没有尿路梗阻，这些晶体物质可以顺利地被尿液冲走，从尿中排出，而尿路梗阻时，尿液滞留，晶体物质在尿路中逐渐增大发展成结石。

梗阻可以是机械性的，最常见的是肾盂输尿管连接部狭窄，其他如肾积水、肾输尿管畸形、输尿管口膨出、肾囊肿压迫等也常见。长期卧床虽然无明显尿路梗阻，但同样可引

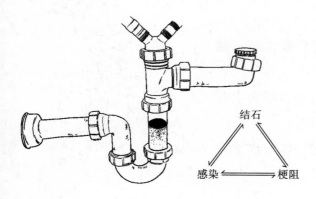

结石

感染 ←———→ 梗阻

起血钙和尿钙增加，也易形成结石；有时梗阻是功能性的，如神经源性膀胱，也可造成尿液滞留，促进结石的形成。

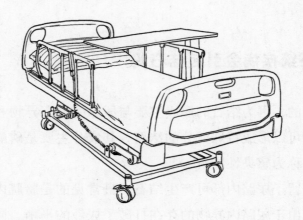

自查

在我国，肾结石多发生于南方，男性为主要患病群体，病因较复杂。肾结石在人体内的左、右侧发病率几乎相同，结石的位置通常位于肾盂内。

★ 肾结石的主要症状

◆ 上腹部或肾区疼痛。若结石较大会引起肾积水，出现隐痛或钝痛；若结石较小，则会在肾盂或肾盏内移动引起绞痛。

◆ 感染后会出现脓尿，引起肾积水后可触及肿大肾脏。

◆ 若结石梗阻双侧肾盂出口处，则会引起无尿或肾功能不全。

◆ 出现镜下血尿或肉眼血尿，肾绞痛症状更加明显。

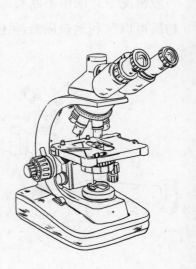

温馨提示：妊娠期的肾绞痛与结石有关吗？

肾绞痛是由于突然上尿路梗阻引起的。

妊娠期间，随胎儿逐渐发育长大，子宫的体积和宫体高度都在做相应的变化，由于子宫宫体的压迫，此时双侧输尿管的蠕动会受到影响，尿液的排空也会受到迟滞。这会直接造成两种后果：输尿管排空延时使得尿液中的有形成分大量沉积，容易产生结石；胎儿在宫体内的活动不对称会偶尔引起输尿管暂时完全性腔外压迫性梗阻。这两种结果都有可能引起肾绞痛症状的出现。

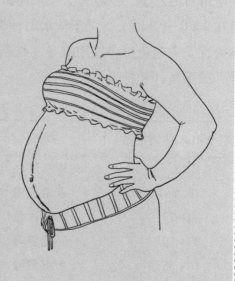

因此在妊娠期间，孕妇应该多饮水，增加尿量来稀释有形成分。一旦出现肾绞痛症状，应该多改变体位，甚至可采用膝胸位来减轻子宫胎儿对输尿管的压迫。

自防

★ 日常生活中预防肾结石需要注意

控制体重

研究表明，超重是尿路结石形成的至关重要的因素之一，所以应该控制体重在正常水平。

💧 增加液体的摄入量

增加液体的摄入量能增加尿量，从而降低尿液结石成分的过饱和状态，预防结石的发生。推荐每天的液体摄入量在2500毫升以上，使每天的尿量保持在2000毫升以上。关于饮水的种类，一般认为以草酸含量少的非奶制品液体为宜。应避免过多饮用咖啡、红茶、葡萄汁、苹果汁和可乐，推荐多喝橙汁、酸果蔓汁和柠檬水。

BMI（体质指数）	类别
< 18.5	体重过轻
18.5~24	正常范围
24~27	体重过重
27~30	轻度肥胖
30~35	中度肥胖
>35	重度肥胖

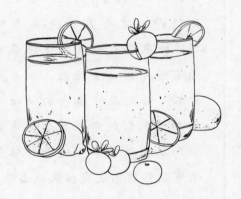

💧 需要进行饮食的调节

维持饮食营养的综合平衡，避免其中某一种营养成分的过度摄入。如合理控制钙、草酸、钠盐、蛋白质和嘌呤的摄入，增加水果蔬菜和粗粮纤维素的摄入。

💧 适量的运动

这对于预防尿路结石的发生也有着重要的作用。因为当身体

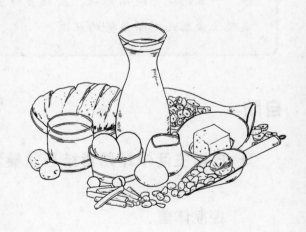

长时间处于坐位时，尿液易积聚于肾脏或输尿管内，导致结石的发生。因此建议每坐1小时左右应起身活动10~15分钟。平时的体育锻炼建议以中、低强度的有氧运动为主。长时间高强度运动会导致大量出汗，进而引起尿量减少、尿液浓缩，诱发结石。因此大量出汗后需及时的补充水分，以稀释尿液，维持正常尿量。

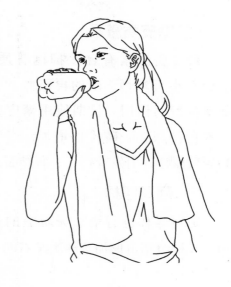

★ 很多药物过量会引起结石，所以我们应该注意

乙酰唑胺（治疗青光眼的常用药）

长期使用可致低血钾和酸中毒，尿中枸橼酸盐排出减少，导致磷酸钙结晶沉积而产生肾结石。

维生素 D

过量的维生素 D 可能导致身体各部堆积钙质。维生素 D 的每日摄取量最好勿超过 400 单位。

维生素 C

如果你容易形成草酸钙结石，应限制维生素 C 的用量。一天超过 3~4 克，可能增加草酸的制造，因而提高结石的发病率。勿摄取高效力的维生素 C 补充物。

磺胺类药物

长期服用磺胺类药物最易形成结晶的是磺胺嘧啶，也可引起肾结石。

糖皮质激素

糖皮质激素有轻度抑制骨质，减少肾小管对钙、磷的再吸收，增加其排泄的作用。长期使用糖皮质激素可使尿钙、磷排出增加，产生高尿酸尿症，引发肾钙化、肾结石。

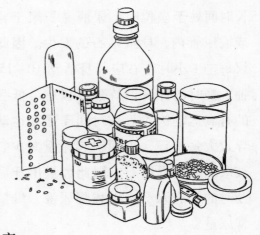

阿司匹林

阿司匹林也有增加尿草酸的作用，长期服用可增加草酸类结石的发生率。

温馨提示：对于排出体外的结石进行成分分析好处在哪呢？

结石成分分析对于了解结石成因、预防结石形成和复发具有重要的意义。

泌尿系结石是泌尿外科常见疾病，患病率约为1%。同时，据有关资料统计，尿路结石治疗后的复发率为10%～20%。因此，尿路结石防治已成为结石患者的重要任务。

自养

★ 在生活上应注意

◆ 预防和控制感冒。

◆ 保持足够的睡眠，但不要"饮食而卧"和睡前服用刺激性的食物。同时要喜怒有节，排除烦恼。

◆ 切勿过度劳累，形体的过度劳累会导致体内有关脏腑的气血损伤。

◆ 适当锻炼，有下列情况不宜锻炼，应绝对卧床休息：①尿毒症患者可适当进行锻炼，但运动量不宜过大；②感染、高热、水和电解质紊乱者；③严重水肿者

★ 肾结石患者的饮食调养原则

🕐 饮食宜清淡

盐和钙在体内会发生协同作用，阻碍治疗肾结石药物的代谢过程。因此，饮食要清淡，少吃钠盐、罐头和加工食品。

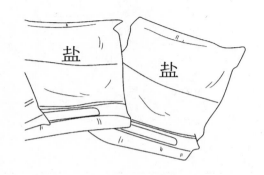

🕐 多喝水

多喝水可使尿中的盐类代谢加快，所以每天应至少喝 2000 毫升水。

🕐 限制草酸盐摄入

草酸盐会与体内的钙结合，形成草酸钙而沉积为结石。绿色蔬菜中含有较多的草酸盐，尤以菠菜中的含量最高，因此肾结石患者应少吃菠菜。

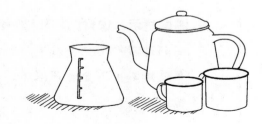

🕐 要避免含嘌呤的食物，如动物内脏、水产品、豆类等。

🕐 有效地控制尿路感染

可避免感染性结石

🕐 减少肉类摄入量

减少动物性蛋白质的摄取，可降低形成结石的机会。

要限制钙的摄入

每日最多不能超过 500 毫克。含钙高的食物，如牛奶、豆类、小虾等，都应适量食用，或在治疗期间尽量少吃。

多吃新鲜蔬菜和水果

使尿液呈碱性，因为尿酸结石在碱性环境下易于溶解。

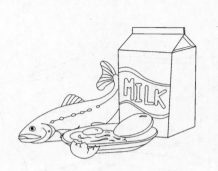 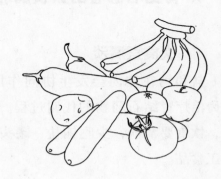

温馨提示：饮食结构和结石的相互关系

高钙结石：不宜食用牛奶制品、精白面粉、巧克力、坚果等。

草酸结石：不宜食用浓茶、番茄、菠菜、芦笋，宜多食用含纤维丰富的食物。

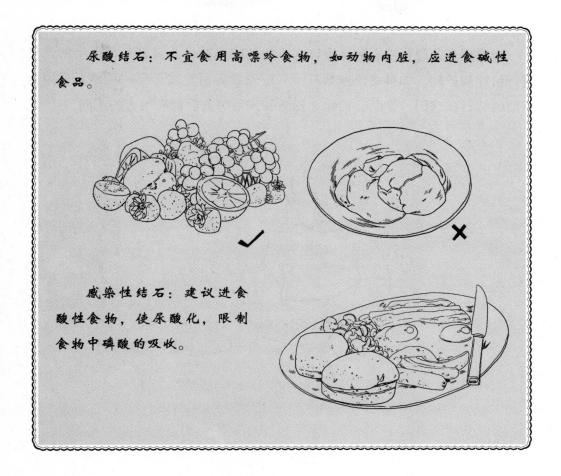

尿酸结石：不宜食用高嘌呤食物，如动物内脏，应进食碱性食品。

感染性结石：建议进食酸性食物，使尿酸化，限制食物中磷酸的吸收。

★ 小儿肾结石需要额外注意

不管儿童多大，护理原则基本相同。最重要的预防方法是多喝水，因为水能稀释尿液，并可以防止高浓度的盐类及矿物质聚积成结石。但是也要注意喝水方法正确，一次性大量喝水有害无利，多次少饮才正确。

要避免再让儿童吃有问题的配方奶，尽量母乳喂养，适时添加辅食。日常生活中，不要让宝宝憋尿；要合理补钙，不要过量服用鱼肝油；要控制蛋白质、糖的摄入量，增加新鲜蔬菜和水果的摄入量；如果出现感染，一定要在医生指导下合理使用抗生素。这些都是应当注意的保护宝宝肾脏的生活常识。

当发现患儿患肾结石后，应该在正规医院遵循小儿肾脏专科医生的意见进行治疗和护理。如果是泌尿结石，一定先要弄清楚属于哪一种结石，因为不同的结石在病因、诊断、治疗、预防和预后等方面都有很大的不同。

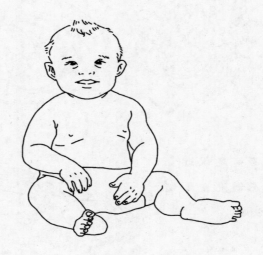

输尿管结石

★ 输尿管结石的形成原因

输尿管结石绝大多数来自肾脏，包括肾结石或体外震波后结石碎块降落所致。其中90%以上是在肾内形成而降入输尿管的，由于尿盐晶体较易随尿液排入膀胱，故原发性输尿管结石极少见。输尿管结石大多为单个，左右侧发病大致相似，双侧输尿管结石占2%~6%。患者多见于青壮年，20~40岁发病率最高，男性多于女性，男女的比例为4.5：1。结石位于输尿管下段最多，占50%~60%。输尿管结石均能引起梗阻和梗阻部位以上输尿管扩张积水，并危及患肾，严重时可使肾功能逐渐丧失。

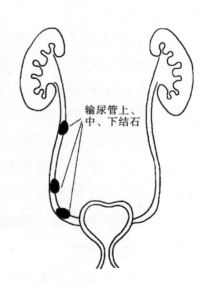

输尿管上、中、下结石

自查

★ 输尿管结石的症状

结石在活动、嵌顿、梗阻或者合并感染时会表现为下列各种典型的临床症状。如果结石固定又无上述并发症或者只是不完全梗阻，可能无任何阳性症状。

疼痛

为最常见症状，见于一半以上的病例。疼痛通常为突然发生，并在短时间内发展至剧烈程度，表现为剧烈的放射性绞痛。绞痛呈阵发性发作并加重，并伴大汗、苍白、血压下降、心悸、脉速等休克症状。

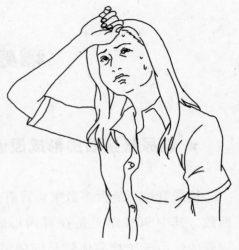

随着结石位置的不断下降，症状也会随之变化：

上段输尿管结石由于造成肾盂扩张表现为肾区疼痛，并且沿输尿管向下放射至同侧睾丸。

中段输尿管结石和上段结石症状类似，但以下腹部疼痛较为明显。

下段结石放射至膀胱、阴唇或阴囊。

当结石逐渐接近膀胱时，由于输尿管开口周围膀胱壁的急性炎症，表现为尿频、尿急和排尿灼痛。

消化道症状，如腹胀、恶心、呕吐

有时这些症状非常严重，很多时候我们常以为是消化系统的疾病而去就诊，实则是输尿管结石。

血尿

当结石造成黏膜损伤时，会表现为镜下或肉眼血尿。肉眼血尿见于约三分之一的病例，偶见小血块排出。

🌡 感染

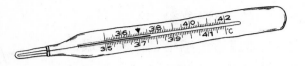

当合并感染时，可有尿频、尿急和尿痛等刺激症状。输尿管下段的结石也可以有类似的表现。输尿管梗阻合并肾脏慢性感染则表现为寒战、发热和逐渐加重的腰痛症状。

自防

★ 日常生活中预防输尿管结石需要注意

输尿管结石会引起许多并发症，造成很不利的影响，因此要注意做好预防，注意养成良好的生活习惯。

🌡 均衡饮食

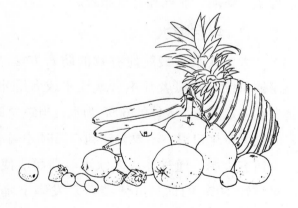

根据结石成分调查统计，我国的尿石 80%～84% 为草酸钙结石。一般来说，草酸含量高的食品：萝卜、菠菜、苋菜、芹菜、莴苣、竹笋、土豆、可可、巧克力、红茶、酸梅、可乐、啤酒。口服维生素 B_6 及镁制剂，有利于预防和治疗特异性高草酸盐尿石症。此外，精制食糖及其制品也可增加尿钙产生；不要盲目地补充维生素 C，人体能利用的维生素 C 一天不会超过 1 克，再多就通过尿液排出，为结石的形成提供原料；限制高蛋白的摄入。

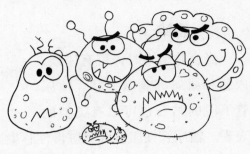

防治感染

泌尿系统感染是尿石形成的主要局部因素，治疗及时与否直接关系到尿石症的防治效果。由大肠埃希菌、变形杆菌、葡萄球菌和链球菌等造成的尿路感染容易诱发结石，这些细菌能将尿素分解为氨，使尿变成碱性，易使尿酸盐沉淀而形成结石。

避免久坐、多运动

平时要多活动，如散步、慢跑、做体操。体力好的时候还可以原地跳绳，同样有利于预防泌尿系统结石。研究表明，长期卧床的患者，患结石的风险是正常人的 4~5 倍，多见于老年痴呆、瘫痪、血栓和骨折患者。

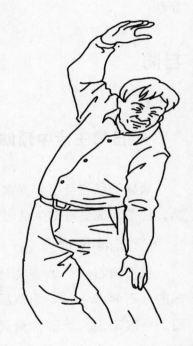

学会喝水

大量饮水是最简便有效的防石方法。很多泌尿系统结石患者都不喜欢饮水或者喝水习惯存在一定问题。人体的 60% 为水，当缺少 2% 时就会产生口渴，不要在感到口渴时才喝水。有研究表明，通过养成多饮水习惯而能使尿量增加 50% 的话，可使结石复发率下降约 86%，可见多饮水的重要性。值得一提的是，喝啤酒、碳酸饮料和含糖饮料不能代替喝水。专家建议，每天应喝水在 2500~3000 毫升（5~6 斤）以上，不要用饮料代替，最好喝白开水，而且要合理分配饮水时间。

与其担心水质会增加患结石病的风险，还不如担心各式饮料。有研究表明，喝可乐与草酸钙型结石相关；喝含维生素C的甜饮料会增加尿中草酸的排出，也会增加结石的风险；喝凉的茶水会增加草酸钙肾结石风险等。

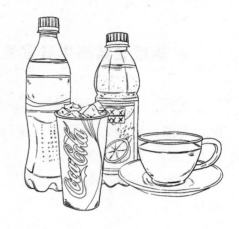

自养

在日常生活中，饮食对于输尿管结石患者来说是一项重要的事项，其发病与膳食之间关系极为密切。因此，输尿管结石患者除了积极配合医生的专业指导之外，还要注意日常饮食，要科学膳食：吃得合理，吃得安心，吃得健康。

★ 输尿管结石患者在饮食上需要注意

研究表明膳食纤维的摄入与尿结石发病率呈负相关，增加膳食纤维的摄入量可使尿中的草酸钙和尿酸减少。谷类、薯类及新鲜蔬菜中富含纤维素，做到粗细搭配，多吃新鲜蔬菜可起到增加膳食纤维的有益作用。

另外，低钙可使骨溶解大于骨生成，血及尿钙均增高，还使草酸的吸收和经尿道排泄增加，这样就会发生草酸和钙的沉积，促进尿结石的生成。因此，膳食中应增加含钙食物的摄入，如牛奶、鱼虾、海带等。注意不要通过服用钙剂来预防尿结石，过多服用钙剂反而有增加尿结石发病的危险。

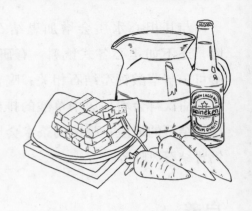

★ 输尿管结石患者宜多吃食物

　　胡桃、玉米须、猕猴桃、赤小豆、鸡肫、香醋、青菜、黄芽菜、冬瓜、西瓜、丝瓜、梨、黄瓜、紫菜、藕、胡萝卜、茄子、莴苣、山芋、南瓜、绿豆、田螺、蛙肉等。

★ 输尿管结石患者不适宜的食物

　　◆ 根据结石成分调查统计，我国的尿石 80%~84% 为草酸钙结石。所以草酸钙结石患者宜少吃草酸含量高的食品，萝卜、菠菜、苋菜、芹菜、莴苣、竹笋、土豆、可可、巧克力、红茶、酸梅、可乐、啤酒等。

　　◆ 少吃容易引起尿酸盐、胱氨酸、黄嘌呤增多的食物，例如动物内脏、海产品、豆角、花生等。

　　◆ 精制食糖及其制品也可增加尿钙产生，也不要盲目地补充维生素 C。

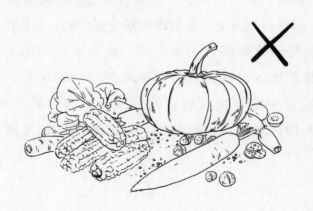

★ 避免吃高盐食物

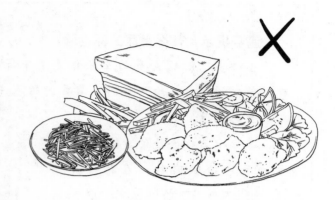

高盐食物可促使尿钙增加，同时减少枸橼酸盐的排泄，由此增加尿结石发病率，故在日常膳食中烹调时要少放盐，要少吃咸菜、腊肉和煎炸食品，以保持饮食清淡。同时注意多喝水，预防尿结石的复发。

★ 控制动物蛋白质食物的摄入

动物蛋白质摄入过多能够增加草酸和钙由尿排泄，减少枸橼酸盐的排泄，降低尿 pH 值而增加尿结石发病率。所以在膳食中要注意控制动物蛋白质的过多摄入。

★ 大量喝水，少喝啤酒、碳酸饮料和含糖饮料

在夏天畅饮啤酒是非常舒爽的一件事情，而啤酒中含有较多的草酸钙、鸟核苷酸，都可形成肾结石，所以结石患者或潜在人群夏季不宜过多饮用啤酒。碳酸饮料和含糖饮料可使尿中的钙离子浓度、草酸及尿的酸度增加，促使结石形成。因此不可用饮料替代喝水。另外需要注意牛奶中含钙较多，饮用后可使尿中钙浓度急剧增高，如此时正处于睡眠状态，尿液浓缩，钙通过肾脏较多，故易形成结石，所以睡前不要喝牛奶。

温馨提示：什么是尿三杯检验?

当检查中出现大量的血尿但是没有肾小球或肾实质病变的表现，尿红细胞出现均一性时，需要进行尿三杯检验，可大致区分血尿产生的部位。

进行尿三杯检验的方法：取3只干净无色的玻璃杯。在持续排尿（尿线不断）的过程中，分别用玻璃杯留取排尿过程中的初、中、末3段尿液进行检查。

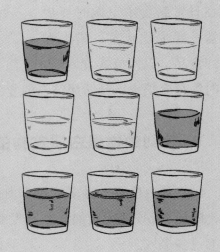

如果只有第一杯尿液中有明显血尿，则说明前尿道病变，可能由此处的异物、炎症、肿瘤、结石等引起。如果第三杯（末端尿）中有血尿。则说明可能是膀胱颈部、膀胱三角区、后尿道或前列腺病变，如后尿道急性炎症、前列腺炎等。如果三杯中都有血尿，则说明膀胱颈部以上或上尿路有病变，如原发性或继发性肾小球疾病、结石、肿瘤等。

膀胱结石

★ 膀胱结石的形成

◆ 对于儿童来说，原发性膀胱结石大多由于营养不良、食物中缺少蛋白质和含磷物质引起，同时还与缺乏脂溶性维生素有密切关系。

◆ 下尿路梗阻，下尿路梗阻如前列腺增生、尿道狭窄、膀胱颈部肿瘤等，均因尿滞留容易诱发膀胱结石形成。

◆ 感染。

◆ 膀胱异物，如导管、缝线等，可作为核心，继发膀胱结石形成。

◆ 代谢性疾病。

◆ 在埃及血吸虫病流行区，可见以虫卵为核心的膀胱结石。

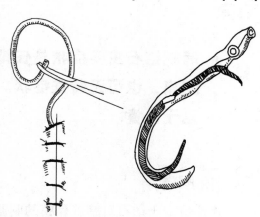

★ 男性膀胱结石比女性要多的原因

据临床统计，单就膀胱结石而言，绝大部分发生在男性，男女比例约为9：1。这是因为男性的尿道较长，又有前列腺的问题，容易造成膀胱颈部的突出，或膀胱开口处狭窄致排尿困难，造成尿淤积诱发感染，因此容易形成晶体沉积而诱发结石。也正是因为这个原因，膀胱结石偏爱老年人的原因是多种老年性疾病容易引起下尿路梗阻及继发性尿路感染导致。

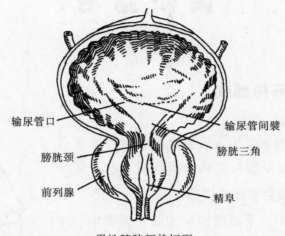

输尿管口
膀胱颈
前列腺
输尿管间襞
膀胱三角
精阜

男性膀胱额状切面

自查

> ★ 膀胱结石主要症状是在排尿时尿流突然中断和阴茎头部剧痛，也可无特殊症状。尤其在儿童，但典型症状亦多见于儿童。

尿痛

疼痛可由于结石对膀胱黏膜的刺激引起。表现为下腹部和会阴部钝痛，亦可为明显或剧烈的疼痛。活动后疼痛加重，改变体位后可使疼痛缓解。常伴有尿频、尿急、尿痛的症状，排尿终末时疼痛加剧。儿童患者常因排尿时剧烈疼痛而拽拉阴茎，哭叫不止，大汗淋漓。

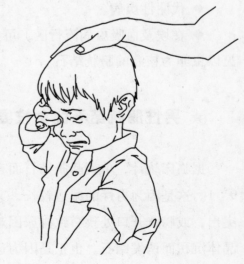

患儿为了避免排尿时的疼痛，会采取特殊的体位排尿，即站立时双膝前屈、躯干后仰 30°。一旦尿线变细或尿流中断，就立即改变体位待结石移开后再继续排尿。

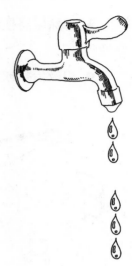

💧 排尿障碍

结石嵌于膀胱颈口时可出现明显的排尿困难，并有典型的排尿中断现象，还可引起急性尿潴留。合并前列腺增生症的患者，本来就有排尿困难的症状，如前列腺的体积巨大，突入膀胱并使尿道内口的位置升高，结石不容易堵塞尿道内口，反而不会出现排尿中断的现象。

💧 血尿

大多为终末血尿。膀胱结石合并感染时，可出现膀胱刺激症状和脓尿。

自防

★ **膀胱结石预防很重要，预防方法到位就可以有效地减少膀胱结石的发病率，从而减少痛苦，保持健康。膀胱结石的预防方法主要有：**

◆ 饮食调节预防。饮食应多样化，富含营养和维生素的食物，如新鲜的蔬菜、黄瓜、豆角、绿豆芽；新鲜水果，如苹果、雪梨、西瓜、葡萄、橙、柑等。

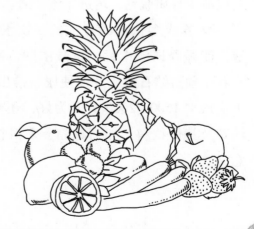

◆ 解除尿路梗阻因素，积极处理尿道狭窄、前列腺增生症等，以解除尿路梗阻。

◆ 积极治疗尿路感染。

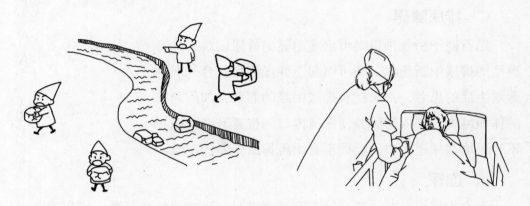

◆ 调节尿液酸碱度，根据尿石成分，调节尿液酸碱度，可预防尿石复发，如尿酸盐、草酸盐结石在酸性尿中形成，磷酸盐、碳酸盐结石在碱性尿中形成。

◆ 防治代谢性疾病，如甲状旁腺功能亢进者应行手术治疗。

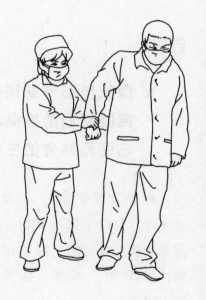

◆ 长期卧床患者，应鼓励及帮助多活动，借以减少骨质脱钙，增进尿流畅通。

◆ 养成多饮水的习惯，多饮水可稀释尿液，能稀释尿液中钙、草酸浓度，冲洗尿路，有利于预防结石形成及促使尿石排出，一般每天应饮水 1500～2000 毫升为好，还可饮果汁、淡茶及其他饮料，如菊花晶、茅根竹蔗晶、夏桑菊等，对预防结石有一定意义。

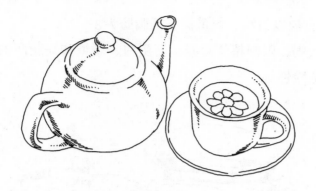

自养

★ 膀胱结石患者在日常生活中需要注意

无论是正在经受结石困扰的患者还是已经做完结石手术的患者都应注意。

◆ 日常饮食应该多样化。

多选用一些富含营养和维生素的食物，如新鲜的蔬菜，黄瓜、豆角、绿豆芽等，新鲜的水果，苹果、雪梨、西瓜、葡萄、橙、柑等。

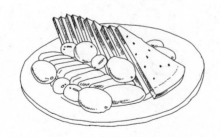

◆ 日常要注意多喝水，养成饮水的习惯。

多饮水可增加膀胱结石患者尿量，稀释尿中的结晶，使其容易排出体外。饮水还有可能将已经形成的细小结石经尿液冲走。

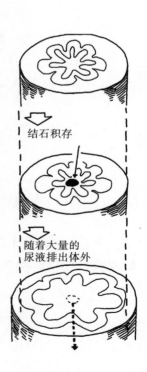

结石积存

随着大量的
尿液排出体外

◆ 日常饮食应以清淡、低蛋白、低脂肪为主。

不要大吃大喝，限制超量营养。高蛋白、高糖和高脂肪的饮食，都会增加结石形成的危险性。

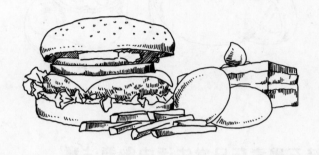

◆ 日常还应注意不要喝酒、喝浓茶及浓咖啡等，还要注意避免吃含草酸较高的食物，如菠菜、甜菜、香菇、土豆、粟子等。

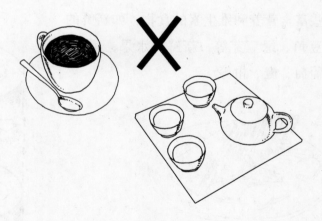

◆ 日常还要注意尽量不服用或少服用与结石有关的药物，如维生素 C、阿司匹林、磺胺类药物等。

尿道结石

尿道结石多数来源于膀胱和上尿路，并停留于前列腺尿道、尿道球部、阴茎部、舟状窝或尿道外口处。所以其成分与膀胱结石或上尿路结石的成分一致。如果结石与感染有关。原发尿道结石多为感染结石，通常为多发。结石也可以原发于尿道狭窄近端或者尿道憩室中。

尿道结石比较少见，约占尿路结石的5%，大部分尿道结石发生在男性。男性尿道结石占泌尿系结石的0.9%，女性占0.4%。

★ 尿道结石的男女比例与解剖结构位置的关系

男性尿道起自膀胱尿道内口，终于阴茎头的尿道外口，成年时全长为16～22厘米，管径0.5～0.7厘米。男性尿道在行程中粗细不一，有3个狭窄和2个弯曲。而女性尿道很短，长仅2.5～5厘米，平均为3.5厘米，直径约为0.8厘米，易于扩张，可达1.0～1.3厘米，没有弯曲。

由于男女尿道结构的生理差异，就不难理解为何尿

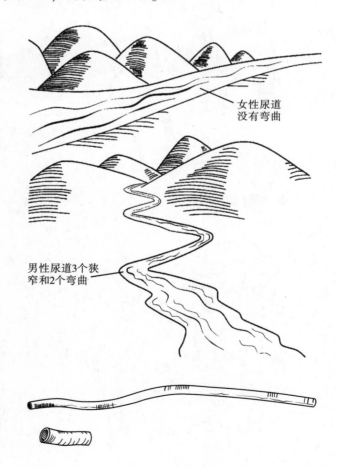

女性尿道没有弯曲

男性尿道3个狭窄和2个弯曲

道结石多发于男性而非女性。

自查

★ 尿道结石的症状

◆ 排尿困难

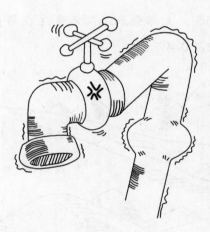

◆ 尿滴沥

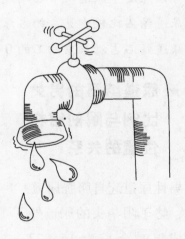

◆ 尿潴留

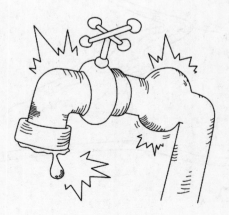

◆ 尿痛

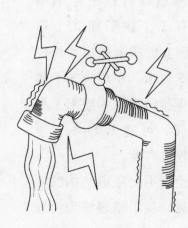

尿道结石引发的疼痛非常严重，并放射至阴茎头部。

如果结石位于后尿道，疼痛放射到会阴部和直肠。

如结石位于前尿道，疼痛则位于梗阻部位。

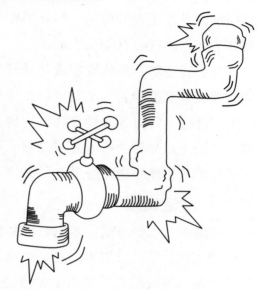

◆ 另外，男性尿道憩室结石无明显梗阻表现，排尿痛且尿道有脓性分泌物，在阴茎下方可出现逐渐增大且较硬的肿物。这时，患者在阴茎的皮下可以触摸到逐渐增大的痛性硬结，但尿流粗细无变化，也没有尿滴沥。

◆ 尿道结石除了原发病损害外，还可以引起尿道梗阻，结石对局部黏膜的长期机械刺激引起黏膜损伤，发生炎症、溃疡、增生、感染、脓肿等，少数甚至引起尿瘘等严重并发症。

自防

★ 预防尿道结石需要注意

去除病因

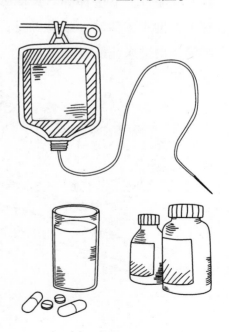

解除尿路梗阻：各种原因引起的尿路梗阻，都易使尿液淤积形成结石。

控制尿路感染：泌尿系统感染是结石形成的主要局部因素，并直接关系到结石症的防治效果。由变形杆菌、葡萄球菌和链球菌造成的尿路感染最易诱发结石，这些细菌能将尿素分解为氨，使尿变为碱性，因而磷酸盐易于沉淀而形成结石。同时细菌及其引起的脓块、坏死组织也可作为结石的核心而慢慢形成结石。

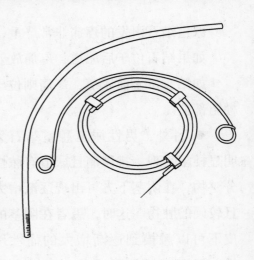

对有肾造瘘、膀胱造瘘或带导管的人，要经常更换导管，平时可服些维生素 C、食醋、乌梅等酸性食物，使尿液酸化，防止以导管为核心形成结石。积极治疗甲状旁腺功能亢进症。

🌀 生活调理

养成多饮水的习惯：要主动多饮水，同时注意水源的清洁卫生。

增加活动量：长期不活动，可增加尿沉淀机会而易形成结石。适当增加活动量，对预防结石有益处。活动项目可选跑步、跳跃、跳绳、上下楼梯等。长期卧床或已瘫痪患者，也应多活动，或勤翻身，以减少骨质脱钙，增进尿流通畅。

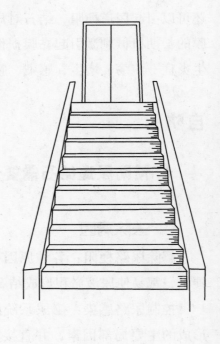

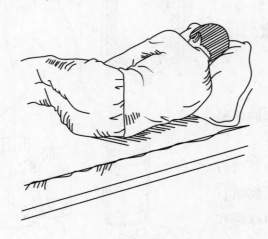

自养

★ 尿道结石患者在日常生活中应该注意

🕐 改变尿石形成环境

根据分析，尿石以草酸钙为最多，约占80%。有个别地区，尿酸盐结石也不少。这些结石多在酸性尿液环境中形成。磷酸钙结石（约占9%）则在碱性尿液环境中形成。所以，根据分析结石成分，确定其性质，从而有意识地改变尿液的酸碱环境，对于治疗结石病有着重要意义。

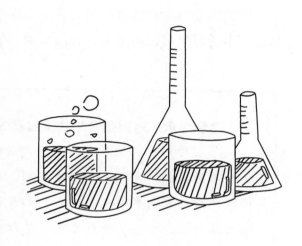

🕐 注意营养和膳食

不要大吃大喝，限制超量营养。因为大吃大喝多为高蛋白、高糖和高脂肪饮食，这样会增加形成结石的危险性。平时应多吃些粗粮和素食。如果是结石患者，结石治愈以后，对于草酸盐结石患者，为了预防结石复发，应避免吃含草酸较高的食物，如菠菜、香菇、土豆、栗子、浓红茶、咖啡、巧克力、西红柿、草莓、柿子、杨梅等；如果是尿酸盐的患者，应注意尽量少吃含尿酸较高的食物，如动物内脏、海产品、红茶、咖啡、巧克力和花生等；

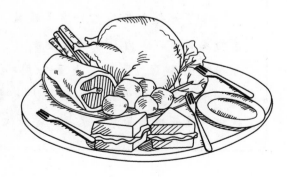

磷酸钙结石的患者，少食含钙较多的食物，如牛乳等。

🌿 药物防治

对于已知结石的性质及诱因的患者，根据尿道结石性质用相应药物防止再生或增大。

🌿 尿道结石的治疗过程较长

因此需要患者有足够的耐心来配合医生的治疗方案，平时也要注意饮水量，没事的时候可以多喝水，多做运动，争取早日康复。

📋 温馨提示：对哪些食物或保健品的偏食容易引起泌尿系结石？

尿石的形成与饮食营养有一定关系，尤其是膀胱结石与营养的关系更为明显。流行病学调查表明，发达国家肾结石发病率上升，而膀胱结石发病率降低。部分食品能促进结石的形成，如富含嘌呤的动物内脏，富含草酸的菠菜、西红柿、茶叶和巧克力等。长期饮酒者高尿钙和高尿磷明显，易发生结石；大量饮水则可明显减少结石的发生。

尿结石中钙盐为主要成分。一般认为摄入钙量增加则增加肾结石形成的危险性。但过分限制摄入钙量，不但不能减少反而会增加肾结石的发生。对于钙化草酸类的结石，需要保持正常的钙摄入量，成人每天1000毫克，50岁以上的人每天1200毫克。

由于大部分尿结石含有草酸盐，因此降低尿草酸必将减少结石症的发病率。体内草酸的大量积存，是导致结石的因素之一。大剂量用维生素C、浓茶，大量食用巧克力、菠菜、豆类、葡萄、番茄、李子、竹笋、甜菜、橘子、大黄、果仁、草莓、香菇、土豆、辣椒、粟子增加尿草酸水平，导致泌尿系结石的发生。

　　高蛋白、高糖和高脂肪饮食，会增加结石形成的危险性。各种动物的肉类，尤其是肥猪肉，是脂肪多的食品。多吃了体内脂肪必然增高，脂肪会减少肠道中可结合的钙，因而引起对草酸盐的吸收增多，如果一旦出现排泄功能故障，如出汗多、喝水少、尿量少，肾结石很可能就在这种情况下形成。

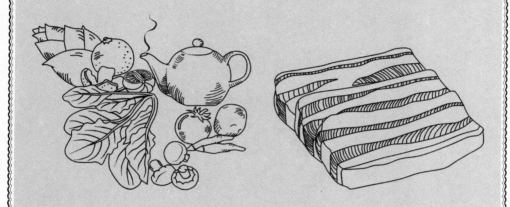

　　平时应适当多吃些粗粮和素食。糖是人体的重要养分，要经常适量增补，但一下子增加太多，尤其是乳糖，能促进钙的吸收，更可能导致草酸钙在体内的积存而形成尿结石。

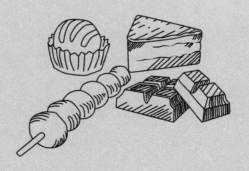

蛋白质里除含有草酸的原料——甘氨酸、羟脯氨酸之外，蛋白质还能促进肠道对钙的吸收。如果经常过量食用高蛋白质的食物，便使肾脏和尿中的钙、草酸、尿酸的成分普遍增高。如果不能及时有效地通过肾脏把多余的钙、草酸、尿酸排出体外，肾结石、输尿管结石的条件就形成了。

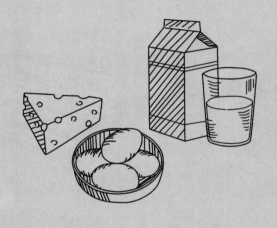

压力性尿失禁

压力性尿失禁是指喷嚏或咳嗽等腹压增高时出现不自主的尿液自尿道外口渗漏，多发生于女性。

★ 尿失禁是怎么回事

人的膀胱的正常排尿是受大脑和骨髓的排尿中枢控制的，当膀胱内尿液贮存一定量后，膀胱内压上升，刺激神经冲动，经骨髓传到大脑引起尿意。此时大脑中枢发生冲动使膀胱逼尿肌收缩，后尿道开放，尿液从膀胱内排出，经尿道排出体外。如果因某种疾病使膀胱不能保持控制尿液的功能，使得尿液不自主流出，患者自己可能不知道或者感觉有尿流出也控制不住，而发生尿失禁。尿失禁的原因包括：

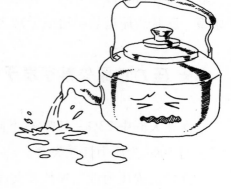

真性尿失禁

由于膀胱逼尿肌张力持续增加或尿道括约肌过度松弛，以致尿液不能控制。见于尿道、膀胱的急慢性炎症、结石、结核和肿瘤；分娩、外伤、骨折和手术等造成尿道括约肌损伤；此外，上尿路梗阻时，插尿管受刺激蠕动增强可波及膀胱三角区，膀胱肌张力增高也可引起尿失禁。

假性尿失禁

由于下尿路梗阻或神经源性膀胱，尿潴留导致膀胱过度膨胀，尿液溢出。也称为充盈性尿失禁。

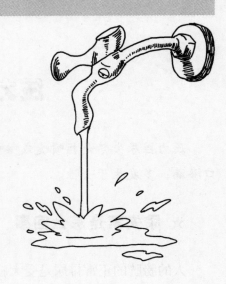

压力性尿失禁

由于尿道括约肌松弛，当腹内压骤增时造成尿失禁。见于妊娠、巨大子宫或盆腔肿瘤、分娩、手术致括约肌损伤和绝经期妇女。

急迫性尿失禁

因强烈尿意而致的尿失禁。常见于帕金森病、下尿路感染等。

先天性尿失禁及尿瘘尿失禁

各种先天性尿路畸形，如尿道下裂、尿道上裂、脐尿管未闭、膀胱外翻及输尿管开口异位（开口于阴道或尿道外括约肌之下），以及后天形成的输尿管、膀胱或尿道与阴道或子宫之间的瘘管均可致尿失禁。

★ 压力性尿失禁多发于女性的原因

女性人群中 23%~45% 有不同程度的尿失禁，7%左右有明显的尿失禁，其中约 50% 为压力性尿失禁。

女性出现压力性尿失禁和女性特有的生理结构有着密切的关系。

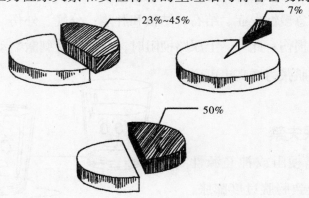

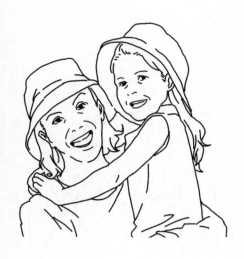

分娩及分娩损伤

多见于经产妇有难产史或第二产程延长，或施行过阴道手术分娩。在分娩过程中，盆底、膀胱颈、尿道等组织受到损害。

阴道及尿道手术

如阴道前壁囊肿切除术，尿道阴道瘘修补术等，手术后可发生压力性尿失禁。可能与手术中损伤尿道及尿道组织，手术后尿道的生理长度缩短，或尿道阻力降低，关闭压下降有关。

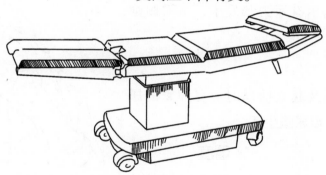

尿道及尿道组织功能障碍

中年妇女发病者，常因营养不良、体质衰弱，使尿道膀胱颈部肌肉及筋膜萎缩，盆底肌肉松弛变软，失去支托功能。

盆腔内肿块

盆腔内巨大肿块可引起尿失禁，待肿块消失，尿失禁也就可以自愈。

膀胱膨出或子宫脱垂

这些患者中 15%～30% 有尿失禁。

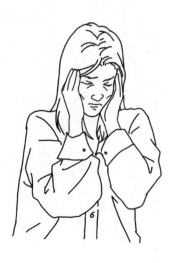

自查

★ 压力性尿失禁的症状

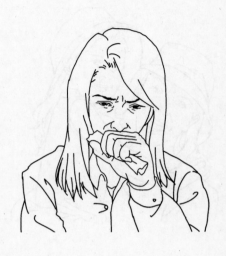

咳嗽、打喷嚏、大笑或运动等腹压增加时会出现尿液不自主流出。

根据症状程度可分轻、中、重三度：

轻度

一般活动中及夜间无尿失禁。咳嗽等负压增高时，偶尔有尿失禁发生，不需佩戴尿垫。

中度

腹压增加及起立活动时，有频繁的尿失禁，需要佩戴尿垫生活。

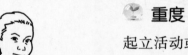

重度

起立活动或卧位体位

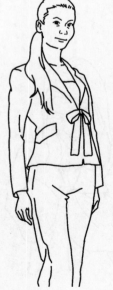

变化时即有尿失禁，严重影响患者的生理及社交活动。

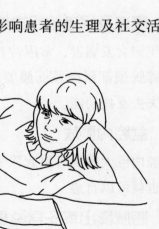

★ 压力性尿失禁的高危人群

◆ 年龄大者，随着年龄的增加本病的发病率呈上升趋势。围绝经期妇女发病率最高，绝经后发病率反而略有下降，每增加 1 岁，约降低 0.5%。

◆ 分娩次数多者较初产者发病率高。

◆ 经阴道分娩者较剖宫产者发病率高。

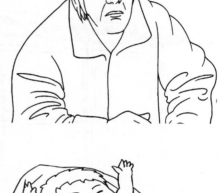

◆ 经阴道难产，尤其是使用产钳助产者发病率高。

◆ 新生儿出生体重>4000 克的母亲日后发病率相对于正常体重儿的母亲高。

◆ 失眠、独居、肥胖者发病率高。

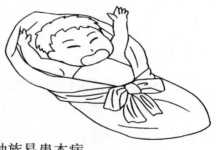

◆ 习惯性便秘、慢性阻塞性肺疾病、中风（脑卒中）、帕金森病、骨折、糖尿病与本病发病有关。此外，亚裔女性较其他种族易患本病。

自防

★ 日常生活中预防压力性尿失禁这种尴尬的疾病需要注意

了解相关知识

压力性尿失禁是女性高发病，首先应了解疾病的相关知识，增加对该病的了解和认识，这样才能早期发现、早期处理，使其对生活质量的影响降到最低限度。

避免危险因素

据尿失禁的常见危险因素，采取相应的预防措施。对于家族中有尿失禁发生史、肥胖、吸烟、高强度体力运动以及多次生育史者，应格外提高警惕。必要时需要向医生咨询，评估生活习惯与尿失禁发生的可能相关关系，并据此减少对易感因素的接触机会。

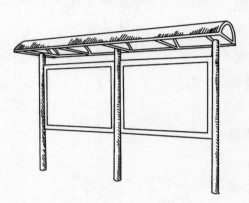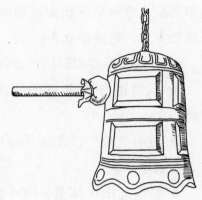

减肥

肥胖是女性压力性尿失禁的明确相关因素，减轻体重有助于预防压力性尿失禁的发生。患有压力性尿失禁的肥胖女性，减轻体重的 5%～10%，尿失禁次数将减少 50% 以上。

温馨提示：产后及妊娠期间的盆底肌训练 （PFMT）

意义：产后及妊娠期间行盆底肌训练，可有效降低压力性尿失禁的发病率和严重程度。

时机：妊娠20周起至产后6个月间。

方法：每天进行大于或等于3～8次盆底肌收缩，训练最好在医生的督促指导下进行，持续8周以上或更长时间。每次包括2～6秒收缩／2～6秒舒张 ×10～15次。

选择性剖宫产

选择性剖宫产可作为预防尿失禁方法之一，可一定程度上预防和减少压力性尿失禁的发生。但选择性剖宫产时，对于社会、心理及经济等诸多因素也应慎重考虑。

温馨提示：与压力性尿失禁相关的危险因素

◆ **子宫切除术**

子宫切除术后如发生压力性尿失禁，一般都在术后半年至一年。手术技巧及手术切除范围可能与尿失禁发生有一定关系。但目前尚无足够的循证医学证据证实子宫切除术与压力性尿失禁的发生有确定的相关性。

◆ **体力活动**

高强度体育锻炼可能诱发或加重尿失禁，但尚缺乏足够的循证医学证据。其他可能的相关因素有便秘、肠道功能紊乱、咖啡因摄入和慢性咳嗽等。

◆ **雌激素**

雌激素下降长期以来被认为与女性压力性尿失禁相关，临床也主张采用雌激素进行治疗。但近期有关资料却对雌激素作用提出质疑，认为雌激素水平变化与压力性尿失禁患病率间无相关性。甚至有学者认为雌激素替代治疗有可能加重尿失禁症状。

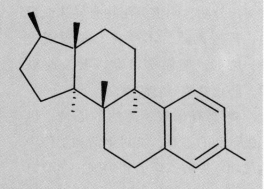

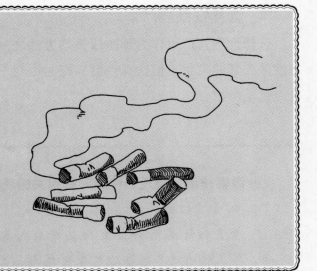

◆ 吸烟

吸烟与压力性尿失禁发生的相关性尚有争议。有资料显示吸烟者发生尿失禁的比例高于不吸烟者，可能与吸烟引起的慢性咳嗽和胶原纤维合成减少有关。也有资料认为吸烟与尿失禁的发生无关。

自养

★ 压力性尿失禁患者在日常生活中的保养需要注意

◆ 早发现，早治疗。如果发现阴道有堵塞感，排尿、便或用力时有块状物突出外阴，阴道分泌物有异味或带血，排尿困难、不顺畅，尿频或失禁，腰酸、腹坠等症状，要及时就诊，防止盆腔器官脱垂。

◆ 要有乐观、豁达的心情，以积极平和的心态，笑对生活和工作中的成功、失败、压力和烦恼，学会自己调节心境和情绪。

◆ 保持有规律的性生活。研究证明，更年期绝经后的妇女继续保持

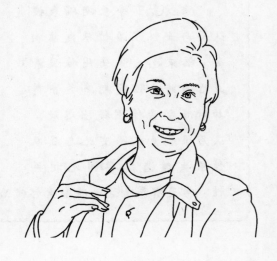

有规律的性生活，能明显延缓卵巢合成雌激素功能的生理性退变，降低压力性尿失禁发病率，同时可防止其他老年性疾病，提高健康水平。

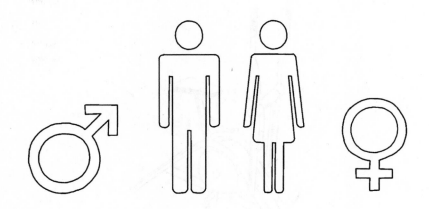

◆ 妇女生小孩后要注意休息，不要过早负重和劳累，每天应坚持收缩肛门5~10分钟。平时不要憋尿，还要注意减肥，如果有产伤要及时修复。

◆ 饮食要清淡，多食含纤维素丰富的食物，防止因便秘引起的腹压增高。

◆ 防止尿道感染。养成排尿、便后由前往后擦手纸的习惯，避免尿道口感染。性生活前，夫妻先用温开水洗净外阴，性交后女方立即排空尿液，清洗外阴。若性交后发生尿痛、尿频，可服抗尿路感染药物3~5天，在炎症初期快速治愈。

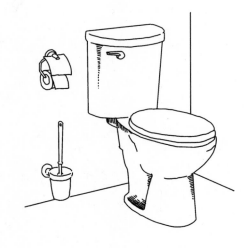

◆ 加强体育锻炼，积极治疗各种慢性疾病。肺气肿、哮喘、支气管炎、肥胖、腹腔内巨大肿瘤等，都可引起腹压增高，导致尿失禁，应积极治疗这些慢性疾病，改善全身营养状况。同时要进行适当的体育锻炼和盆底肌群锻炼。最简便的方法是每天晨醒下床前和晚上就寝平卧后，各做45~100次紧

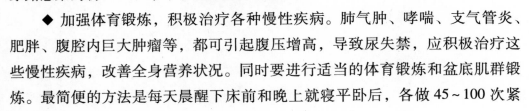

缩肛门和上提肛门活动，可以明显改善尿失禁症状。

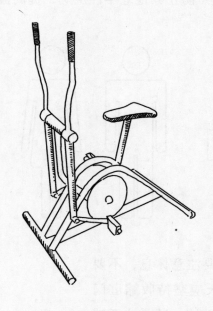

前列腺增生

前列腺增生是良性前列腺增生（BPH）的简称，也有称良性前列腺肥大。但从病理学角度上说，细胞增多为增生，细胞增大为肥大。前列腺增生病理学证实是细胞增生，而不是细胞肥大，因此，正确命名应为良性前列腺增生，简称前列腺增生。前列腺增生为50岁以上男性老年常见疾病。

★ 关于前列腺

前列腺的结构

外层由疏松的结缔组织和静脉构成，中层为纤维鞘，内层为肌层，前列腺的包膜形成了"屏障"，对前列腺有保护意义。这层保护"屏障"也为前列腺的治疗带来了困难。

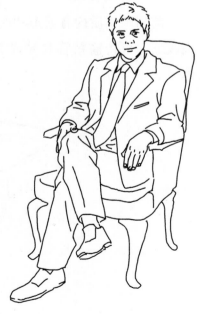

前列腺在人体中的位置

前列腺与膀胱相贴，尖朝下抵泌尿生殖膈，前面贴耻骨联合，后面依直肠，前列腺深居在男性盆腔内，处于男性众多重要盆腔脏器的核心位置。当男人坐下的时候，前列腺刚好隔着会阴与椅子紧密相连，就好比是"坐"在前列腺上面的。这也给前列腺带来了沉重的负担，并成为诱发前列腺炎及久病难愈的重要原因。

前列腺是怎样一种腺体

前列腺和腮腺、胰腺等腺体一样，具有外分泌腺的一切共同特点。它是由多个腺泡和导管组成，分泌一定量的外分泌液，是男性特有的生殖器官，同时也是男性生殖器官中最大的一个附属性腺。主要由腺体组织、平滑肌和结缔组织构成，对男性生殖功能具有特殊的作用，与男性泌尿系统有密不可分的关系。

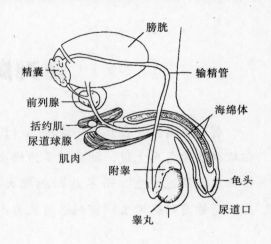

★ 前列腺的生理功能

一般认为，前列腺在人体中的生理功能可概括为以下4个方面：

运输功能

前列腺实质内有尿道和两条射精管穿过，射精时，前列腺和精囊腺的肌肉收缩，可将输精管和精囊腺中的内容物经射精管压入后尿道，进而排出体外。

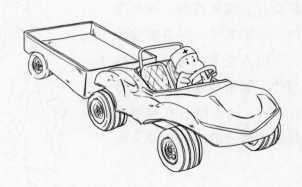

外分泌功能

前列腺是男性最大的附属性腺，也是人体外分泌腺之一，可分泌前列腺液。前列腺液是精液的重要组成成分，参与精液的凝固与液化过程，并提供精子生存的营养物质，对精子维持正常的功能具有重要作用。前列腺液的分泌受雄激素的调控。

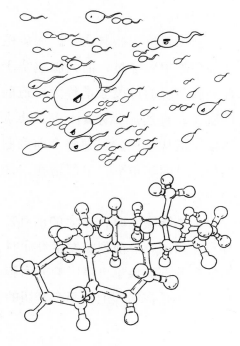

内分泌功能

前列腺内含有丰富的 5α-还原酶，可将睾酮转化为更具活力的双氢睾酮（雄激素），并输送到血液中。双氢睾酮在良性前列腺增生症的发病过程中起重要作用。通过阻断 5α-还原酶，可减少双氢睾酮的产生，从而使增生的前列腺组织萎缩。

控制排尿功能

前列腺包绕尿道，与膀胱颈贴近，构成了近端尿道壁，其环状平滑肌纤维围绕尿道前列腺部，参与构成了尿道内括约肌。发生排尿冲动时，伴随着逼尿肌的收缩，内括约肌松弛，使排尿顺利进行。

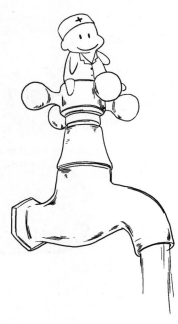

★ 前列腺和尿道的关系

虽然前列腺属于男性生殖系统，尿道属于泌尿系统，但由于男性泌尿生殖器官的解剖位置十分贴近，所以两者的关系

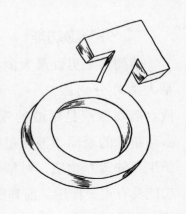

十分密切。

　　前列腺位于膀胱之下，尿生殖膈之上。尿道从前列腺中央穿过，前列腺包绕于尿道周围。被前列腺包绕的这段尿道称为尿道前列腺部，起自膀胱颈，直达尿生殖膈，平均长度约为 3 厘米。这段尿道从底至尖贯穿整个前列腺，位于前列腺实质内，两端稍窄，中部增宽，是男性尿道管径最大处。

　　前列腺增生时，增大的前列腺可压迫尿道前列腺部，使之迂曲、狭窄，导致排尿困难。前列腺发生炎症时，常常合并尿道前列腺部发炎。同样，尿道前列腺部的疾患也可影响前列腺。因此，前列腺和尿道无论在解剖上、生理上，还是在病理上，都有密切的关系。

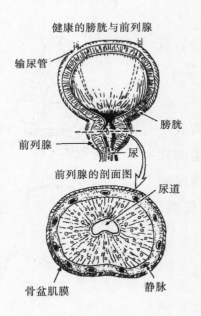

健康的膀胱与前列腺

输尿管

膀胱

前列腺

尿

前列腺的剖面图

尿道

骨盆肌膜　静脉

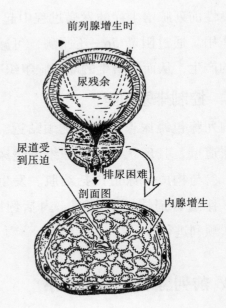

前列腺增生时

尿残余

尿道受到压迫

排尿困难

剖面图

内腺增生

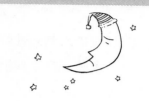

自查

★ 前列腺增生的症状

早期症状

🌙 尿频，以夜间为甚

发生尿频的原因系由于膀胱颈部充血，残余尿中轻度感染，刺激膀胱口部所致。合并膀胱炎症时，可有尿急、尿痛。

🌙 排尿困难

开始表现为排尿等待及排尿无力，继而尿流变细、中断，甚至出现尿潴留。

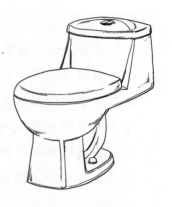

之后会出现

🌙 尿失禁

常为晚期症状，最易发生在患者入睡时，由于盆底肌肉松弛而出现尿失禁。增大的腺体一方面造成排尿困难，但另一方干扰了膀胱口括约机制，也可以发生尿失禁。这时尿失禁叫做充溢性尿失禁。

🌙 血尿

主要由膀胱炎症及合并结石时出现。常为镜下血尿，如果为腺体表面的血管扩张破裂时可引起肉眼血尿。出血量大，发生尿道内血块堵塞致急性尿潴留。

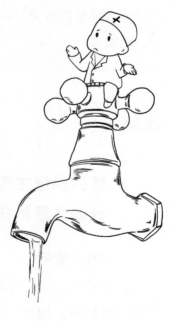

🌙 急性尿潴留

前列腺增生中60%的病例可出现急性尿潴留。患者在受寒、运动剧烈、饮酒或摄入刺激性强的食物后未能及时排尿，引起肥大的腺体及膀胱颈部充血、水肿，产生尿潴留。

> **温馨提示：前列腺炎和前列腺增生有何关系？**
>
> 　　前列腺炎是由微生物等引起的，与激素分泌有关。前列腺炎是成年男性的常见疾病，而前列腺增生属于老年男性的常见疾病，严格来说它们并不是一回事，但又可以同时存在，而且还有一定的关系。原因是当增生的前列腺对膀胱出口部造成明显的梗阻后，膀胱逼尿肌不能将尿液完全排空而出现残余尿，此时的膀胱已经处于失代偿状态。残余尿是细菌感染繁殖的重要原因，加之膀胱黏膜的防御机制受到损害，故极其容易诱发尿路感染，因此也容易造成前列腺感染。

自防

★ 前列腺增生症发展缓慢，病程长，因此如果能从中年就开始注意预防就能最大限度地达到预防效果。

防止受寒

秋末至初春，天气变化无常，寒冷往往会使病情加重。因此，患者一定注意防寒，预防感冒和上呼吸道感染等。

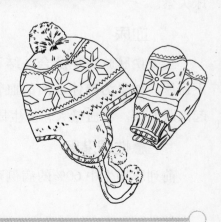

不可憋尿

憋尿会造成膀胱过度充盈，使膀胱逼尿

肌张力减弱，排尿发生困难，容易诱发急性尿潴留。

当出现夜尿两次以上，伴有排尿无力症状，要及时就诊。同时应作 PSA（前列腺特异性抗原）检查，排除前列腺癌的发生。

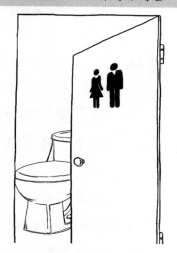

🕐 及时治疗

应彻底、及时治疗前列腺炎、膀胱炎与尿道结石症等。

🕐 不可过劳

过度劳累会耗伤中气，中气不足会造成排尿无力，容易引起尿潴留。

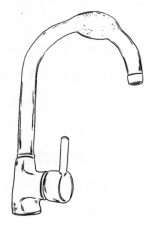

🕐 避免久坐

经常久坐会加重痔疮等疾病，又易使会阴部充血，引起排尿困难。经常参加体育锻炼如散步、跑步、做体操等，有助于减轻症状。

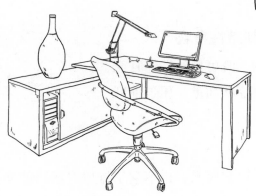

自养

★ 对于前列腺增生症患者来说，除了需要注意上述预防措施外，还需要注意

💧 慎用药物

有些药物可加重排尿困难，剂量大时可引起急性尿潴留，其中主要有阿托品、颠茄及麻黄碱、异丙肾上腺素等。近年来，又发现钙离子通道阻断药和维拉帕米能促进泌乳素分泌，并可减弱逼尿肌的收缩力，加重排尿困难，故宜慎用或最好不用这些药物。

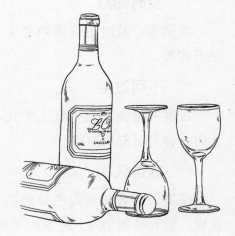

💧 绝对忌酒

饮酒可使前列腺及膀胱颈充血水肿而诱发尿潴留。

💧 少食辛辣刺激性食物

辛辣刺激性食物，既可导致性器官充血，又会使痔、便秘症状加重，压迫前列腺，加重排尿困难。

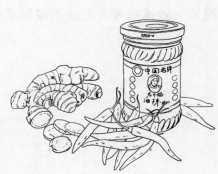

💧 适量饮水

饮水过少不但会引起脱水，也不利于排尿对尿路的冲洗作用，还容易导致尿液浓缩形成结石。故患者应夜间适当减少饮水，以免睡后膀胱过度充盈，白天应多饮水。

按摩小腹

点压脐下气海、关元等穴，有利于膀胱功能恢复。排尿后稍加压力按摩小腹，可促进膀胱排空，减少残余尿液。

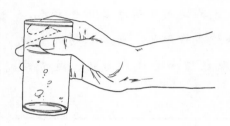
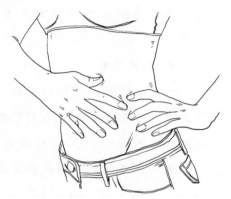

温馨提示：警惕关于前列腺的宣传广告

下面列举虚假广告中常出现的几个方面，尤应引起患者的警惕。

◆ 基因疗法与纳米疗法

这类广告主要是借用了"纳米技术"，也有广告打出"基因疗法"等新概念，让患者觉得很新奇，认为肯定有效。

◆ 介入导融术、消融术与电化学疗法

事实上，无论介入导融术、消融术还是电化学疗法都属于微创手术，对前列腺有一定的损伤，可能形成瘢痕或者炎性结节，造成继发性前列腺功能障碍。而且这些疗法目前还没有经过充分的科学验证，且收费较高。

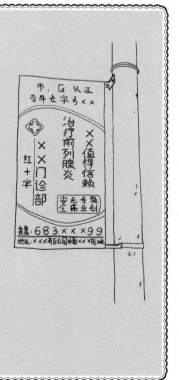

◆ 点对点前列腺定位介入疗法

采用 B 超等前列腺定位技术，将药物直接注射进入前列腺内，属于有创伤操作并可引发严重的并发症，不宜推广使用，应格外慎重。

◆ 注射疗法

一般临床治疗不提倡注射疗法，尤其是对未婚未育的年轻人，因为这一疗法可能造成前列腺损伤和形成纤维化。而且注射进去的有些药物不易溶解，容易造成前列腺损伤和形成纤维化、造成结石，尤其是某些中药制剂的直接注射。

前 列 腺 炎

前列腺炎是由于前列腺受到微生物等病原体感染，或某些非感染因素刺激发生的前列腺炎症反应以及由此造成的前列腺区域不适或疼痛、排尿异常、尿道异常分泌物等临床表现，是一种常见的且令人十分困惑的疾病。

前列腺炎在中青年男性中，发病率尤其高，据统计，我国 35 岁的男性占 31% ~ 41%。其中又以慢性前列腺炎及前列腺痛最常见。目前前列腺炎正渐向"低龄化趋势"发展，不少男性 20 岁左右就出现前列腺炎。

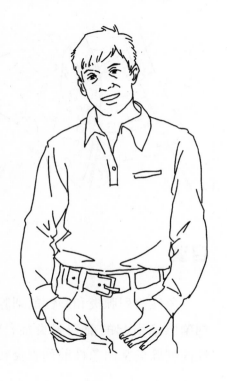

★ 前列腺炎的感染途径

前列腺炎的感染途径大致有以下 3 个方面：

🔘 经尿道直接蔓延

细菌经尿道口上行进入尿道，再经前列腺导管侵入前列腺体，引起急性或者慢性前列腺炎。

🔘 经血液循环感染

身体其他地方感染灶的致病菌可以经过血液循环到达前列腺，引起前列腺炎。

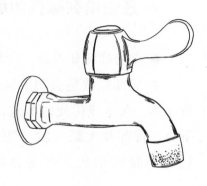

淋巴感染

前列腺邻近的炎症如直肠、结肠、膀胱、尿道等通过淋巴管道引起前列腺炎。

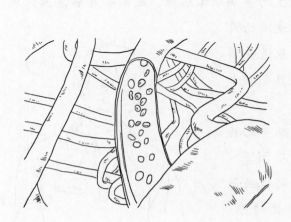

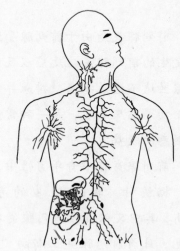

自查

急性前列腺炎和慢性前列腺炎主要按照病程区分的。急性前列腺炎是由细菌感染引起的前列腺炎症，慢性细菌性前列腺炎常由急性前列腺炎转变而来。

★ 急性前列腺炎的症状

◆ 全身症状如恶寒、发热、乏力等。

◆ 局部症状是会阴或耻骨上区域有重压感，久坐或排便时加重，且向腰部、下腹、背部及大腿（股）等处放射，一旦有小脓肿形成，疼痛会加剧而不能

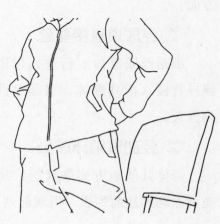

排便。

◆ 尿道症状为排尿时有烧灼感、尿急、尿频，可伴有排尿终末血尿或尿道脓性分泌物。

◆ 直肠症状为直肠胀满、便急和排便感，排便时尿道口可流出白色分泌物。

★ 慢性前列腺炎的症状

慢性前列腺炎症状呈多样化，轻重亦千差万别，有些可全无症状，有些则浑身不适。常见的症状大致有以下几个方面：

放射性疼痛

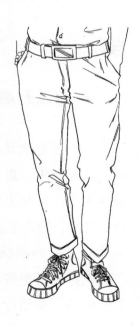

慢性前列腺炎的疼痛并不局限在尿道和会阴，还会向附近放射，以下腰痛最为多见。另外，阴茎、精索、睾丸、阴囊、小腹、腹股沟区（大腿根部）、大腿、直肠等处均可受累。需要注意的是，慢性前列腺炎引起的腰痛在下腰部，与骨科原因的腰痛如肌筋膜炎、腰肌劳损等虽易混淆，但后者多在系皮带处附近，较前列腺炎引起的腰痛位置偏高，可以鉴别。

排尿不适

可出现膀胱刺激症，如尿频、排尿时尿道灼热、疼痛并放射到阴茎头部。清晨尿道口可有黏液等分泌物，还可出现排尿困难的感觉。

局部症状

后尿道、会阴和肛门处坠胀不适感，下蹲、排便及长时间坐在椅凳上胀痛加重。

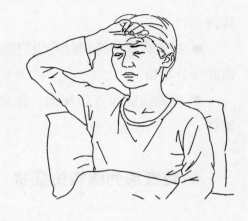

⚕ 性功能障碍

严重的慢性前列腺炎可引起性欲减退和射精痛，射精过早症，并影响精液质量，在排尿后或排便时还可以出现尿道口流白色分泌物，合并精囊炎时可出现血精。

⚕ 其他症状

慢性前列腺炎可合并神经衰弱症，表现出乏力、头晕、失眠等；长期持久的前列腺炎症甚至可引起身体的变态反应，出现结膜炎、关节炎等病变。

自防

★ 什么是前列腺病的"三级预防"

一级预防就是在没有患前列腺疾病的人群中，进行前列腺疾病知识的普及，引起男性对自身身体健康的关注，特别是注意保护前列腺，并消除对前列腺疾病的错误认识。二级预防就是患者在得知患了前列腺疾病后，早治疗并彻底治疗，不

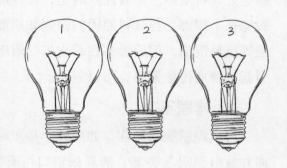

留后遗症、并发症。三级预防就是在疾病已经发生器质性病变的情况下，如何维护其功能。40岁以上的男性最好每年定期做1~2次体检，这样可以及早发现前列腺疾病的发生。

★ 预防前列腺疾病要养成哪些好习惯

🕐 不喝酒

即使是在节假日期间或必须应酬的场合也不喝酒，或只喝少量的低度酒。

🕐 不吃辣椒等刺激性食物

参考制定的食谱，安排好一日三餐，做到平衡膳食。

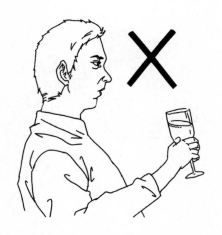 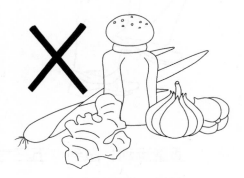

🕐 多喝水

每天最少喝 7 杯水（约 2000 毫升），每天早晨起床后即喝 1 杯水（70 毫升）。

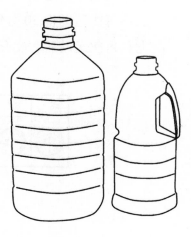

🕐 不久坐

坐 1 小时左右就站起来活动活动。

🕐 注意个人清洁卫生，每天晚上都洗一次下身。

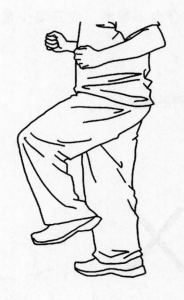

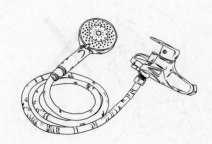

🕐 适量运动，做到"五三七"。

五：每周至少运动 5 次。

三：每次运动得 30 分钟以上。

七：每次运动后，实际心跳次数加上年龄要达到每分钟 170 次。

周一	周二	周三	周四	周五	周六	周日
🕐	🕐	🕐	🕐	🕐	休息	

💧 勿过劳，免着凉

不要久坐在凉椅上，因为寒冷可以使交感神经兴奋增强，引起尿潴留，导致尿道内压增大，引起逆流。调整好工作、生活节律，劳逸结合，避免过分疲劳。要根据气温的变化适时地增减衣服，避免着凉。

💧 保持排便通畅

每天定时排便，日常饮食中要多吃蔬菜。适量吃水果和适量活动，便秘时要及时治疗。

💧 保持心情舒畅，做到乐观豁达

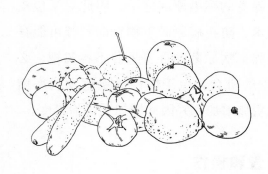
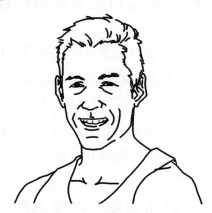

💧 避免频繁过度的性生活

避免频繁、过度的性生活造成前列腺明显充血，诱发前列腺炎。

有规律的性生活，定期排放前列腺液，可以缓解前列腺的胀满感，促进前列腺液的更新；如果过于频繁，容易造成前列腺过度充血，这也是前列腺炎的诱发因素之一。

★ 滥用抗生素也会累及前列腺

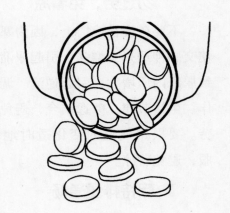

抗生素的不规范使用或滥用已成为导致前列腺感染和诱发前列腺炎的常见的因素之一。滥用抗生素会大量杀灭体内的正常菌群，造成泌尿生殖系统菌群构成的复杂化，使一些条件致病菌或耐药菌增加，并促使外来菌群的定居、生长及繁殖，成为前列腺炎诊断和治疗困难的重要原因。

★ 积极治疗全身的感染灶和前列腺的继发感染

包皮过长和包茎是慢性细菌性前列腺炎的感染原因之一，因此对于包皮过长或包茎的患者，应当进行包皮环切术，防止病原微生物对前列腺可能存在的感染机会。感染性痔作为慢性前列腺炎病原菌的重要来源不容忽视，必须给予必要的处理，以减少前列腺感染的机会。由于性传播疾病发病率增加，患性病后慢性前列腺炎的发病率也明显增加，并因此增加了诊治难度。

★ 避免局部不必要的医疗检查和操作

不必要的、过于频繁的、手法过重的前列腺按摩可能会对前列腺造成一定的损害，也是诱发前列腺炎因素之一。

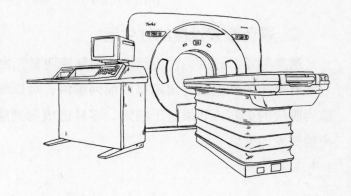

温馨提示：久坐不动与长期骑车为什么容易引发慢性前列腺炎

从生理学观点看，坐位可使血液循环变慢，尤其是会阴部的血液循环变慢，直接导致会阴前列腺部慢性充血以及淤血。但一般时间的坐位不会对身体有任何影响。如果因工作或其他原因长期久坐，则会对前列腺造成一定的影响。

这是因为会阴前列腺充血，可使局部的代谢产物堆积、前列腺管阻塞、腺液排泄不畅，导致慢性前列腺炎的发生。有学者通过调查发现，慢性前列腺炎患者中，汽车驾驶员占较大的比例，并且不易治愈。因此，从事这方面工作的人要认识到这一现象，在工作中不要长期久坐，在工作之余要适当休息，并注意经常变换体位，这样可以改善前列腺局部充血，减少或避免慢性前列腺炎的发生。

自养

★ 前列腺炎患者除了【自防】之外，还应注意

多饮水

尿液如果浓度很高就会对前列腺产生一些刺激，长期不良刺激对前列腺是十分不利的。多饮水在增加排尿量，冲刷尿道的同时，还能有效稀释尿液的浓度，减轻高浓度尿液对前列腺的刺激。

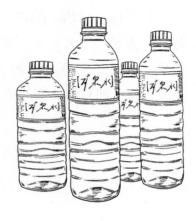

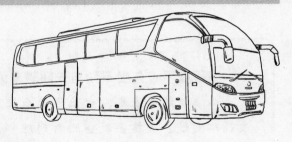

🐾 不憋尿

憋尿对膀胱和前列腺都不利，所以一旦膀胱充盈有尿急，就应排尿。在乘长途汽车前，应先排空尿液再乘车，途中若尿急则应向司机打招呼，下车排尿，千万不要憋尿。

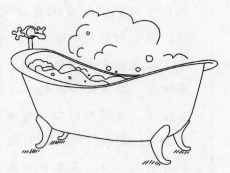

🐾 洗温水澡

洗温水澡可以缓解肌肉与前列腺的紧张，减缓不适症状。经常洗温水澡无疑对前列腺炎患者十分有益。

🐾 避免摩擦

会阴部摩擦会加重前列腺的症状，让患者明显不适，为了防止局部有害的摩擦，应少骑自行车，更不能长时间或长距离地骑自行车或摩托车。

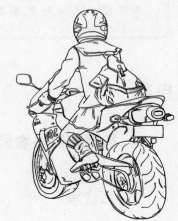

🐾 注意补充具有补肾助阳和利尿作用的食物

如狗肉、鹿肉、羊肉、甲鱼肉、虾、鲤鱼、冬瓜、赤豆、银耳、无、枸杞、茯苓、鲜茅根、南瓜、黄豆、大蒜、海鲜、高维生素 C 食物、全麦面包、胡萝卜、西红柿、深海鱼等。

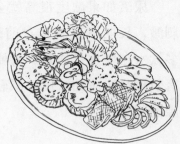

★ 前列腺炎患者冬季需要注意

寒冷天气可以使交感神经兴奋性增强，让前列腺敏感地发生腺体收缩、腺管和血管扩张，造成慢性充血，导致尿道内压增加而引起逆流，加重前列腺液的淤积，容易导致前列腺炎的发作。另外，寒冷天气还可以使人的免疫功能削弱，容易感染疾病。那么，在寒冷的季节里，为了避免或减轻前列腺炎的症状，患者应注意哪些问题呢？

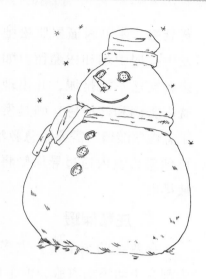

🕐 多饮水

天气变冷后，许多人的饮水量不如从前多了，饮水量减少必然会使尿液浓缩，排尿次数减少，而尿液内的有毒物质对前列腺及其他脏器（肾脏、膀胱等）的健康很不利。因此，在寒冷的季节里仍然提倡多饮水、多

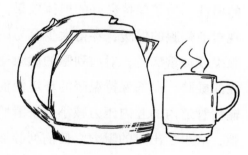

排尿。每天饮用两升以上的开水或茶水，这样可以通过尿液来充分冲洗尿道，有利于前列腺分泌物的排出，预防前列腺的重复感染。即使对于尿频的前列腺炎患者也要多饮水。为了避免睡眠后膀胱过度充盈、频繁起夜影响休息，可以在夜间减少饮水量，在白天多饮水。

🕐 别憋尿

多饮水，加上冬天经常会有尿意，有些人会嫌频繁排尿太麻烦而憋尿，这是不可取的。憋尿会让膀胱过度充盈，压迫前列腺。对于前列腺炎患者来说，容易造成尿液反流，给高位脏器（肾脏和输尿管）带来危害，甚至造成肾衰竭，还可因逼尿肌松弛而发生排尿困难和尿潴留。如果患者突然不能排尿，并出现膀胱内胀满和疼痛感，则是发生了急性尿潴留，需要紧急救治，可到急诊室内通过导尿管将尿液排出。

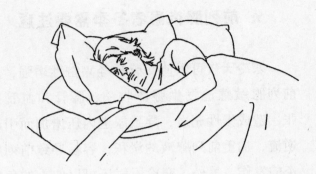

💡 注意保暖

在寒冷的季节里，大多数人都会主动添加衣服，但个别追求"时尚"的男性，为了保持良好的形体效果，容易忽视对前列腺的保暖，穿得太少容易诱发前列腺炎或加重病情，对前列腺的健康造成了潜在的威胁。局部保持温暖的环境使前列腺和输精管道内的腔内压力减小，平滑肌纤维松

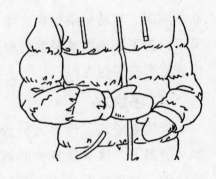

弛，减少了出口的阻力，使前列腺液引流通畅。保暖还可以减少肌肉组织的收缩，使前列腺的充血、水肿状态得到恢复。总之，在寒冷的季节里要注意添加衣服，不要受凉，尤其是前列腺局部的保暖措施一定要到位。

★ 慢性前列腺炎患者经常进行体育锻炼的好处

前列腺作为男性生殖器官中最大的附属性腺，对性功能、生育功能具有重要的作用。前列腺炎发作时会有不同程度的充血、水肿，并会带来诸多不适症状。有不少慢性前列腺炎患者担心体育锻炼会加重前列腺的充血程度，因而不愿参加体育锻炼，这种想法和做法是不正确的。适当的体育锻炼不仅不会加重病情，相反还可以帮助局部炎症的消退和前列腺功能的改善。这是因为：

◆ 体育锻炼后，全身包括前列腺局部的血液循环加快，对消灭前列腺内部的病原微生物、促使炎症的消退有一定的帮助。

◆ 适当的体育锻炼能充分发挥药物治疗的作用。通过体育锻炼加速血液循环，能将平时不易到达前列腺的药物迅速送达前列腺，提高前列腺内药物的浓度。

◆ 体育锻炼可以消除不少因慢性前列腺炎引起的不良症状，如腰膝酸软，小腹、会阴等部位胀痛不适及神经衰弱症状。

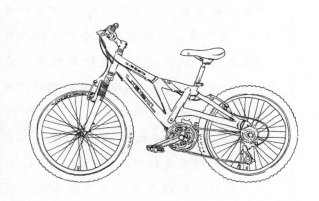

◆ 体育锻炼后前列腺局部血液循环加快，可使前列腺分泌旺盛，增多的分泌液体可将细菌稀释，也可通过排尿或排精等方式将病原体排出体外。

当然，在选择体育锻炼时，应避免自行车、摩托车、骑马等，因为这些项目均需采用骑跨式坐位，对原来正充血、水肿的前列腺会产生不良影响。

★ 怎样用健康心理来减轻前列腺炎的影响

慢性前列腺炎具有症状复杂多变、病情迁延难愈和愈后容易复发等特点，因此有很多患者会顾虑重重，对治疗缺乏信心，甚至产生失望情绪，心理上出现种种障碍，而这些不良的心理因素又会影响慢性前列腺炎的治疗效果和预后转归，使原有的病情加重或反复发作。因此，有些学者提出前列腺炎属身心疾病。慢性前列腺炎患者的心理障碍远比局部病理损害对人体的影响大，这种认识无疑是有道理的，也是符合实际的。基于以上认识，在治疗慢性前列腺炎时，必须采用综合的治疗方法，心理疗法是不可或缺的手段。

温馨提示：前列腺炎为什么不受重视？

　　前列腺炎一直是男科和泌尿外科的难题，发病率高且病情容易反复。根据有关资料显示，国外前列腺炎在男性中的发病率为6.3%~7.3%。在美国，前列腺炎的发病率和就诊率几乎与前列腺癌和良性前列腺增生接近，每年约有200万前列腺炎患者，估计发病率在5%~8%。在我国，前列腺炎患者约占泌尿外科门诊患者总数的33%。急性前列腺炎比较少见，慢性前列腺炎最为普遍。据统计，在25~40岁的男性中，有30%~40%患有不同程度的慢性前列腺炎。根据国际健康中心的健康统计表明，从1977年到1987年，前列腺炎的发病率约为25%，有近半数（35%~50%）的男性在其一生中的某个阶段会受到前列腺炎的困扰。

　　尽管前列腺炎的发病率非常高，而且是临床上诊断最多的疾病之一，但由于该病不会对生命构成威胁，大部分慢性前列腺炎患者对自身的疾病状况并不十分清楚，也不一定寻求医疗帮助。其次，由于前列腺炎患者的症状多为不典型且多样化，对该病的分类和诊断也缺乏统一的标准。往往容易造成漏诊、误诊。第三，前列腺炎很多呈现无症状，因此患者不会因为前列腺炎专门就诊。第四，医生的素质和对前列腺疾病认识的差异也可以影响到对前列腺炎的准确诊断，很多情况下前列腺炎容易被医生忽视。以上诸多原因，就使得前列腺炎成为可治可不治的疾病。

★ 吸烟对前列腺炎患者将产生什么样的危害

　　烟草是含生物最多的植物之一。吸烟所产生的烟雾中含大量有害成分，主要有尼古丁、焦油、一氧化碳等。吸烟虽不能直接导致前列腺疾病，但与前列腺疾病有密切关系。

因为吸烟能使人体免疫力下降。所谓免疫，是机体在识别自己的基础上，去识别、消灭和消除异物的生理功能。当人体受到细菌和病毒感染时，免疫细胞就能将其吞噬、消灭，这是人体固有的免疫功能。国外学者通过大量实验研究，一致认为吸烟可降低免疫力。慢性前列腺炎患者病程长，很难治愈，如果仍然吸烟，致使免疫力低下，就会影响病情的预后和转归。

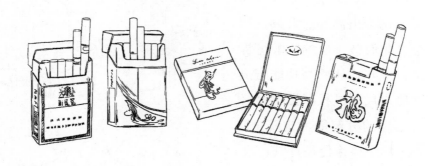

吸烟还可致癌。这是因为烟草中的焦油和干馏煤燃烧后会产生煤焦油类物质，含有多种有机化合物，其中含有很强的致癌作用，其他几种虽然没有明显的致癌作用，但却可增强致癌物质的强度，故称为"促致癌物质"。致癌物和促致癌物质联合作用，是诱发和促发癌症的主要原因。成年男性主动戒烟，可降低前列腺癌的发生率。

前列腺炎容易导致性功能障碍及不育症，如果患者是一位烟民，情况就可能更为糟糕，因为吸烟本身就能引发阳痿和不育。科学调查显示，阳痿患者中2/3是吸烟者，是不吸烟者发生阳痿的两倍；吸烟者的精子数量与活动力之百分比，明显低于不吸烟者。因此，经常吸烟的前列腺炎患者有性功能障碍及不育症时，除积极治疗外，重要的就是戒烟。另外，吸烟还可导致早衰。研究发现，吸烟者比不吸烟者在外貌上要老化10%，在生理功能及运动能力方面要老化5%。

★ 前列腺炎患者为什么不宜饮酒

　　酒对前列腺会产生消极作用。饮酒对人体尤其是前列腺炎患者有哪些消极作用呢？酒的主要成分是乙醇，乙醇不是人体必不可缺的物质。饮酒后的乙醇很快被胃吸收，90%～98%在体内氧化，只有1%～2%的乙醇不经氧化排出体外。大量饮酒时，不经氧化而被排出的乙醇可提高到10%。老年人体质与功能衰退是必然现象，代谢过程减慢也是必然的，对乙醇的分解能力也降低，而乙醇排出的主要途径是肾脏，故大量饮酒者和老年人饮酒，无疑加重了肾脏负担，损害了肾脏功能，膀胱肌收缩功能降低，可引起排尿困难，这也是饮酒后引发尿闭及加重尿闭的原因之一。有水肿者，饮酒则会加重水肿。长期过度饮酒，

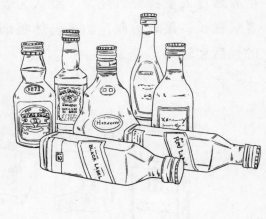

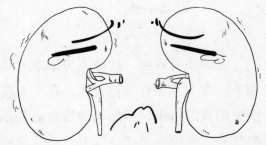

还易损害肝脏功能，形或脂肪肝、酒精肝等疾病。

　　乙醇具有强烈刺激性，进入人体后可使内脏血液循环加快，扩张血管，尤其以扩张内脏血管最为显著。患急性前列腺炎时应忌酒，以免炎症扩散，引发其他连锁反应。患慢性前列腺炎和前列腺肥大者，大量饮酒也是有害的，因为酒能损害人体的免疫系统，如使人体维生素缺乏，会降低呼吸道的防御功能，损害肝脏及肾脏，引发贫血等，使细菌、病毒及其他微生物乘机入侵，促使感染及旧病复发。

痛　风

痛风是一种突然发作且极易复发并伴有剧烈疼痛的关节炎性疾病。

体内尿酸生成过多，或排泄减少，又或既生成增多又排泄减少，都可以造成血液中尿酸浓度升高，过量的尿酸以尿酸盐的形式沉积在组织中，就会引起病变而出现痛风症状。痛风多发生在40岁以上的人群中，中、老年较为常见，男性患者居多，约占95%，女性患者则多发生在绝经期后。

★ 痛风的形成过程

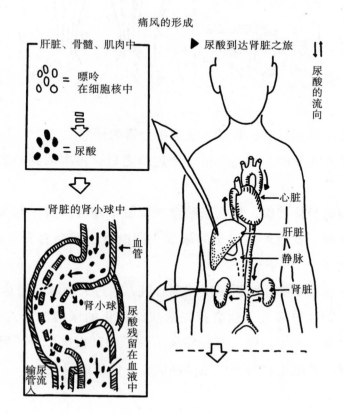

痛风的形成

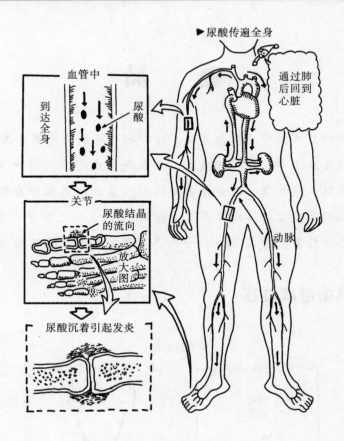

▶尿酸传遍全身

血管中
到达全身
尿酸
通过肺后回到心脏

关节
尿酸结晶的流向
放大图

动脉

尿酸沉着引起发炎

◆嘌呤在机体内肝脏、骨髓、肌肉中分解为尿酸。

◆尿酸进入血液中，到达心脏，通过肺之后，再次回到心脏，随后送到肾脏。

◆如果我们身体健康，那么尿酸会在肾脏中随着尿液一起排出体外。但如果排出不顺畅，就会产生过量的尿酸，在血液中就会有异常的尿酸残留，形成高尿酸血症。

◆蓄积在血液中的尿酸再一次回到心脏，通过大动脉，送达全身。

◆这时，脚趾根部关节就会首先形成结晶化的尿酸沉着，引起发炎等。紧接着关节肿胀，产生剧痛，形成痛风。除了脚趾根部以外，其他部位，如脚趾关节或肾脏等处也容易有尿酸结晶沉着，形成痛风。

★ 什么是痛风石？

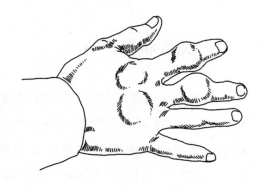

痛风石也叫痛风结节，是痛风患者的发病过程中，尿酸钠结晶沉积于软组织，引起慢性炎症及纤维组织增生形成的结节肿，坚硬如石，所以称为痛风石。

痛风石可见于任何关节软骨（透明软骨或纤维软骨）、滑膜、腱鞘及其周围软组织。通常是多关节分布，好发于外耳的耳轮、尺骨鹰嘴、指间和掌指关节、指端皮肤、手掌、腕关节、踝关节、足背、足底、膝关节等处。这些部位的痛风石一般较易被发现。

痛风石是痛风的特征性改变，它的形成与病程、血尿酸水平有关。病程越长，痛风石的发生率就越大。高尿酸血症持续时间越长，越易发生痛风石。反之，痛风石越多、越大，表明高尿酸血症未得到很好控制，病情越重。有些患者病程虽已很长，但治疗后血尿酸长期保持在正常范围内，很少发生痛风石。痛风石的发生、痛风石的数量与大小，也是临床判断病情轻重和治疗是否满意的直观指标。

自查

原发性痛风多见于中、老年人，大多在 40 岁以上发病，男性占 95% 以上，女性多见于更年期后发病，常有家族遗传史。近年来，痛风的发病率有逐年递增的趋势，所有年龄段痛风的患病率为 0.84%。

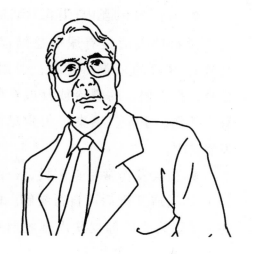

★ 无症状期

仅有血尿酸持续性或波动性增高。男性和绝经后女性的血尿酸大于 420 微摩尔/升，绝经前女性的血尿酸大于 350 微摩尔/升称为高尿酸血症。从血尿酸增高至症状出现的时间可长达数年至数十年，有些人可终身不出现症状。但随年龄增长出现痛风的比率增加，症状出现与高尿酸血症的水平和持续时间有关。

★ 急性关节炎期

这一期通常是痛风的首发症状期，特点如下：

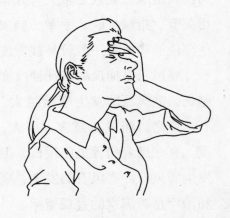

◆ 伴高尿酸血症为高危人群，也是痛风急性关节炎期的症状之一。

◆ 患者有发热，血白细胞计数增高，红细胞沉降率（血沉）加快，给予秋水仙碱治疗，有特殊的治疗效果。

◆ 关节液白细胞内有尿酸盐结晶，或痛风石针吸活检有尿酸盐结晶，是确诊本病的依据。受寒、劳累、饮酒，高蛋白、高嘌呤饮食或穿紧鞋、外伤、手术、感染等为常见的发病诱因。

◆ 初次发作常呈自限性，一般经 1~2 天或几天后可自行缓解。此时，受累关节局部皮肤出现脱屑和

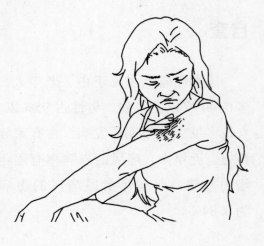

瘙痒，为本病特有的症状，但非经常出现。

◆常午夜起病，突然发作，因疼痛而惊醒。下肢远端单一关节红、肿、热、痛和功能障碍，最常见为拇趾及第一跖趾关节关节，其余依次为踝、膝、腕、指、肘等关节。

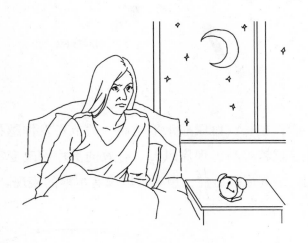

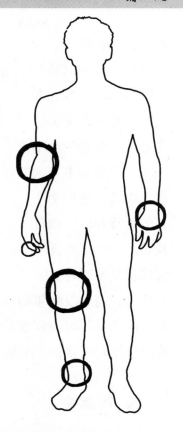

温馨提示：什么是自限性疾病？

　　自限性疾病，就是疾病在发生发展到一定程度后能自动停止，并逐渐恢复痊愈，并不需特殊治疗，只需对症治疗或不治疗，靠自身免疫就可痊愈的疾病，如病毒感染、自身免疫性疾病等。常见的自限性疾病有玫瑰斑疹、水痘、感冒、亚急性甲状腺炎。

★ 痛风石及慢性关节炎期

痛风石是痛风的一种特征性损害。痛风石可以存在于任何关节、肌腱和关节周围软组织，导致骨、软骨的破坏及周围组织的纤维化和变性。通常是多关节受累，且多见于关节远端，受累关节可表现为以骨质缺损为中心的关节肿胀、僵硬及畸形，痛风石无一定形状且不对称。一

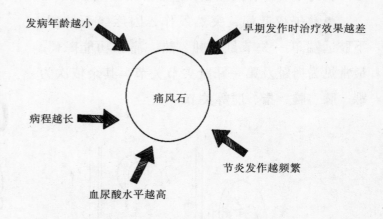

般认为，痛风发病年龄越小、病程越长、血尿酸水平越高、关节炎发作越频繁、早期发作时治疗效果越差，就越容易出现痛风石。有效的治疗可改变本病的自然发展规律，早期如能防治高尿酸血症，患者可以没有本期的表现。

★ 肾病变

痛风肾病

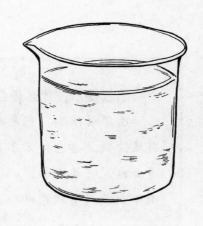

痛风肾病是痛风特征性病理变化之一。研究证实，90%~100%痛风患者有肾损害，其肾髓质有尿酸盐结晶沉着。临床上，早期表现为间歇性蛋白尿。一般病程进展较为缓慢，随着病情的发展，蛋白尿转变为持续性，浓缩功能受损，出现夜尿增多、等渗尿。晚期则可发生肾功能不全，表现为水肿、高血压，血尿素氮和肌酐水平升高，最终可因肾衰竭或合并心血管疾病而死亡。

尿酸性尿路结石

10%～25%的痛风患者肾中有尿酸结石，结石呈泥沙样，常无症状，较大者有肾绞痛、血尿。当结石引起梗阻和局部损伤时，容易合并感染，如肾盂肾炎、肾积脓或肾周围炎，而这些感染又可加速结石的增长和肾实质的损害。

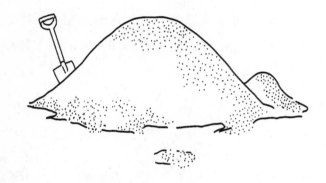

★ 高尿酸血症与代谢综合征

高尿酸血症患者常伴有肥胖、冠心病、血脂异常，痛风与这些疾病对身体的损伤并无区别，只不过这种尿酸沉积引起的组织损害较轻，尚未造成明显的临床症状。对高尿酸血症者应寻找高尿酸血症的病因和相关因素，如利尿药的应用、体重增加、饮酒、高血压、血脂异常等。

自防

★ 预防痛风应该注意

对于痛风的预防主要是针对易发痛风的危险因素进行预防，预防对象是痛风家族史直系亲属、体力活动少、嗜酒、营养过剩和肥胖者，以及体检发现血尿酸偏高的高尿酸血症患者。

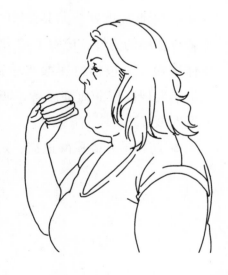

◆ 加强对疾病的认识，高危人群应该有意识地避免摄入高嘌呤含量的食物。

◆ 不可暴饮暴食，避免营养过剩及肥胖，保持理想体重。

◆ 劳逸结合，脑力活动和体力活动交替进行，并持之以恒。

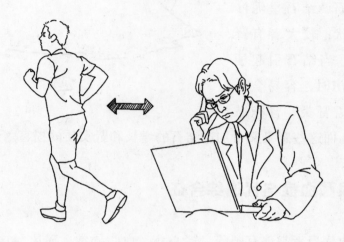

◆ 远离吸烟、酗酒等不良嗜好。

◆ 合理安排生活。生活要有规律及节制，培养乐观主义精神，经常参加文娱及体育活动。

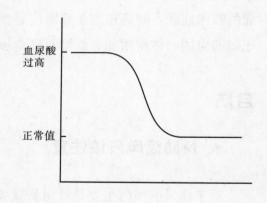

◆ 定期体格检查。体格检查对预防痛风非常重要，尤其是 40 岁以上者或肥胖的男性，应每 1~2 年作一次体格检查。包括血尿酸水平测定，以早期发现高尿酸血症患者，防止向痛风发展。

◆ 药物治疗高尿酸血症，定期复查血尿酸水平，保持其正常水平。

自养

★ 痛风患者的饮食原则

痛风常并发肥胖、糖尿病、高血压及高脂血症，患者应遵守如下饮食原则：

◆ 保持理想体重，但减轻体重应循序渐进，否则容易导致酮症或痛风急性发作。

◆ 尽量少摄入脂肪，因脂肪可减少尿酸排出。

◆ 碳水化合物可促进尿酸排出，患者可食用富含碳水化合物的米饭、馒头、面食等。

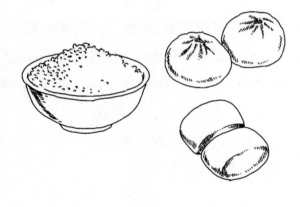

◆ 蛋白质可根据体重按照比例来摄取，1千克体重应摄取0.8～1.0克的蛋白质，并以牛奶、鸡蛋为主。如果是瘦肉、鸡鸭肉等，应该煮沸后去汤食用，避免吃炖肉或卤肉。

◆ 大量喝水，每日应该喝水2000～3000毫升，促进尿酸排出。

◆ 少吃盐，每天应该限制在2～5克。

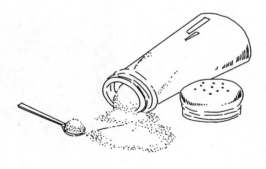

◆ 限制酒精饮料。酒精容易使体内乳酸堆积，对尿酸排出有抑制作用，易诱发痛风。

◆ 少用有强烈刺激性的调味品或香料。

◆ 限制嘌呤摄入。动物性食品中嘌呤含量较多，患者应禁食内脏、骨髓、海味、发酵食物、豆类等。

★ 痛风保养的"三多三少"。

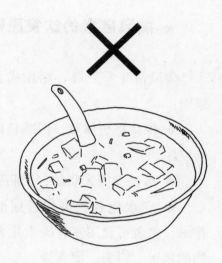

🌀 多喝水，少喝汤

痛风患者应多唱白开水，少喝鱼汤、肉汤、鸡汤等。患者应每天喝水 2000 ～ 3000 毫升，白开水可稀释尿酸，促进尿酸排出，而汤里含有大量嘌呤成分，不但起不到稀释尿酸的作用，反而可致尿酸水平增高。

🌀 多吃碱性食物，少吃酸性食物

吃过多酸性食物，会加重病情，而多吃碱性食物，能帮助补充钾、钠、氯离子，维持酸碱平衡，缓解痛风症状。

🌀 多吃蔬菜，少吃饭

多吃蔬菜，有利于增加维生素 C 和纤维素，减少嘌呤的摄入量，少吃饭可控制体重、减肥降脂。

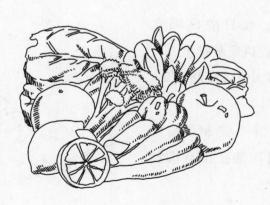

温馨提示：常见食物的嘌呤含量

高嘌呤食物（每100克食物中含嘌呤 150 ~ 1000 毫克）	中嘌呤食物（每100克食物中含嘌呤25 ~ 150毫克）	低嘌呤食物（每100克食物中含嘌呤小于25毫克）
畜肉类：肝、肠、胃、胰等动物内脏及其所制的浓汤汁 水产品：鱼类（带鱼、鲳鱼、凤尾鱼、海鳗、沙丁鱼、鲭鱼、鲨鱼等海鱼及鱼皮、鱼卵、鱼干等）、贝壳类（蛤蜊、淡菜、干贝等）、虾类（海虾、虾米、海参等） 豆类和菌藻类：黄豆、扁豆、紫菜、香菇等 其他：酵母粉，各种酒类（尤其啤酒）等	畜禽肉类：猪、牛、羊、狗等畜肉，鸡、鸭、鹅、鹌鹑等禽肉 水产品：鱼类（草鱼、鲤鱼、鳕鱼、比目鱼、鲈鱼、河鳗等及其制品鱼丸、鱼翅等），蟹，香螺 豆类及其制品：干豆类（绿豆、赤豆、黑豆、蚕豆等）、豆制品（豆腐、豆腐干、腐乳、豆奶、豆浆、豆芽、豆苗等） 蔬菜类：菠菜、笋（冬笋、笋干、芦笋等）、鲜豆类（四季豆、毛豆、蚕豆、豇豆、豌豆等），海带、金针菜、银耳、花菜、龙须菜、蘑菇等 其他：花生、腰果、芝麻、莲子、杏仁等	主食类：精致米面及其制品（面包、糕点、饼干等）、各种淀粉、高粱、马铃薯、山芋、通心粉等 奶蛋类：奶类及其制品（鲜奶、奶酪、酸奶、奶粉等）、蛋类及其制品（鸡蛋、鸭蛋、鹌鹑蛋等） 蔬菜类：青菜类（鸡毛菜、白菜、卷心菜、莴笋、苋菜、芹菜、韭菜、韭黄、番茄、茄子）、瓜类（黄瓜、冬瓜、南瓜、倭瓜、苦瓜、西葫芦等）、萝卜（白萝卜、胡萝卜等）、土豆、芋艿、甘薯、荸荠、甘蓝、橄榄菜、柿子椒、辣椒、洋葱、大蒜、蒜头、葱、姜、木耳等 水果类：各种鲜果及干果，果汁，果酱等 饮料：淡茶、碳酸饮料（苏打水、汽水、可乐等），矿泉水、咖啡、麦乳精、巧克力、果冻等 其他：各种油脂和糖类（本身虽不含嘌呤，但是应当适当选用）、蜂蜜、猪血、鸡血、鸭血、海蜇、动物胶或琼脂制的点心及其调味品